Zdrowy kręgosłup dzięki metabolizmowi

Skuteczny sposób na radzenie sobie z bólem pleców i rwą kulszową

Wstęp

Czy chcesz zadbać o zdrowie swoich pleców, aby móc żyć pełniejszym i niezależnym życiem na dłuższą metę?

Czy odczuwasz niewyjaśnione bóle pleców, ograniczoną ruchomość lub przeszywające bóle, takie jak rwa kulszowa?

Jeśli odpowiedziałeś TAK na którekolwiek lub wszystkie z powyższych pytań, to:

Masz szczęście, ponieważ ta książka pokaże Ci dokładnie, jak naturalnie radzić sobie z bólem pleców, leczyć rwę kulszową i optymalizować zdrowie kręgosłupa bez uciekania się do leków przeciwbólowych!

Według badania,[1] ból pleców to jeden z najczęstszych powodów wizyt u lekarza. Szacuje się, że dotyka on nawet 80% dorosłych w pewnym momencie życia. Może to być ból mięśni, nerwów lub dysków.

Bez względu na przyczynę, nie da się zaprzeczyć, że ból pleców jest wyniszczający, zwłaszcza gdy przechodzi z fazy ostrej, podostrej, nawracającej w przewlekłą.

Chociaż przyczyn bólu pleców jest wiele, m.in. zła postawa, siedzący tryb życia, urazy i starzenie się, jedno jest pewne:

---

[1] https://www.ncbi.nlm.nih.gov/pmc/articles/PMC1496956/

zdrowy kręgosłup jest kluczowy dla ogólnego zdrowia i dobrego samopoczucia.

Czym właściwie jest zdrowy kręgosłup i dlaczego jest tak ważny?

Kręgosłup to złożona struktura składająca się z kości, mięśni, nerwów i innych tkanek, które współpracują ze sobą, aby podtrzymywać ciało i umożliwiać ruch.

Zdrowy kręgosłup może znosić codzienne obciążenia i zapobiegać urazom i bólowi. Jednak gdy nie jest zdrowy, mogą pojawić się problemy, takie jak ból pleców, rwa kulszowa, a nawet poważniejsze schorzenia, takie jak przepuklina dyskowa.

Jak więc zachować zdrowy kręgosłup i zapobiegać tym problemom? Tu właśnie pojawia się anabolizm.

Anabolizm to proces, który organizm wykorzystuje do budowy i naprawy tkanek, w tym kręgosłupa. Optymalizując metabolizm i dostarczając organizmowi odpowiednich składników odżywczych, możesz wspierać regenerację tkanek kręgosłupa i utrzymać go zdrowym i silnym.

W tej książce dowiesz się różnych strategii wspierających zdrowy kręgosłup oraz zapobiegających bólom pleców i rwie kulszowej lub radzących sobie z nimi.

Dokładniej rzecz ujmując, odkryjesz:

- Jaki rodzaj wody jest zdrowy dla kręgosłupa i dlaczego.
- Wpływ spożywania warzyw na zdrowie kręgosłupa.
- Rodzaj diety, którą należy stosować, aby zachować zdrowy kręgosłup.
- Dlaczego chodzenie jest lepsze dla kręgosłupa niż bieganie.
- Rodzaj chodzenia, który należy wykonywać, aby wzmocnić kręgosłup.
- Siła odpoczynku we wspomaganiu anabolizmu dla zdrowego kręgosłupa.
- I wiele więcej.

Zajmijmy się pierwszym rozdziałem, w którym dowiesz się więcej na temat nawodnienia oraz tego, jaką wodę należy pić, aby zachować zdrowy i mocny kręgosłup.

O autorze

Dr Edwin Roll prowadzi obecnie klinikę specjalizującą się w leczeniu bólu rwy kulszowej. Od wielu lat zapewnia rehabilitację i wsparcie psychologiczne osobom cierpiącym na przewlekłe schorzenia neurologiczne, takie jak choroba Parkinsona, stwardnienie rozsiane, polineuropatia i fibromialgia.

Od 2009 roku jest dyrektorem ośrodka kształcenia zawodowego dla lekarzy, fizjoterapeutów, masażystów i pielęgniarek, kształcącego w zakresie podstaw terapii manualnej układu mięśniowo-szkieletowego. Ceni sobie wykorzystanie wiedzy naukowej opartej na dowodach naukowych i w swojej praktyce wykorzystuje zarówno teorię akademicką, jak i metody kliniczne, w tym metodę medycyny ortopedycznej Cyriax, metody medycyny manualnej, takie jak osteopatia i chiropraktyka miękka, oraz metodę Ackermanna.

Kwalifikacje dr. Roll obejmują dyplom z fizjoterapii, tytuł magistra rehabilitacji ruchowej i pedagogiki terapeutycznej, dyplom chiropraktyka, certyfikat osteopaty trzewnego, tytuł magistra zdrowia publicznego, dyplom z psychotraumatologii, tytuł Executive MBA i doktorat ze zdrowia publicznego.

Spis treści

Rozdział 1: Prawidłowe nawodnienie dla zdrowego kręgosłupa

Czy wiesz, że odpowiednie nawodnienie może mieć kluczowe znaczenie dla utrzymania zdrowego kręgosłupa? Zgadza się!

Woda jest niezbędna dla zdrowia całego organizmu i kręgosłupa. Co więcej, zamiast wody mineralnej zaleca się picie wody przegotowanej!

Jeśli ciekawi Cię, w jaki sposób ten rozdział pokaże Ci, jak woda wpływa na zdrowie kręgosłupa i dlaczego lepsza jest woda przegotowana, omówimy znaczenie prawidłowego nawodnienia dla zdrowia kręgosłupa.

Jak woda, którą pijesz, wpływa na kręgosłup?

Woda, którą pijemy, wpływa na nasz kręgosłup w następujący sposób:

Nawodnienie poprawia zdrowie dysków

Badanie[2] pokazuje, że dyski znajdujące się między kręgami odpowiadają za amortyzację kręgosłupa i pochłanianie uderzeń i nacisku, któremu kręgosłup jest poddawany podczas codziennych czynności.

---

[2] https://www.ncbi.nlm.nih.gov/pmc/articles/PMC6356370/

Krążki składają się z głównych elementów: zewnętrznego pierścienia włóknistego i wewnętrznego jądra miażdżystego. Pierścień włóknisty to twarda warstwa zewnętrzna, która otacza jądro miażdżyste – substancję o konsystencji żelu, która nadaje krążkom właściwości amortyzujące.

(A)

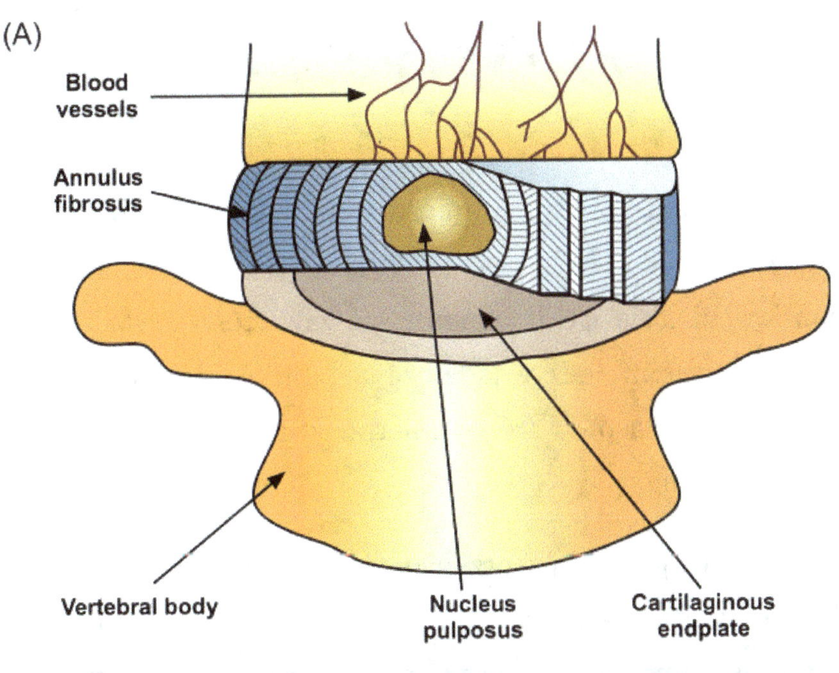

(B)

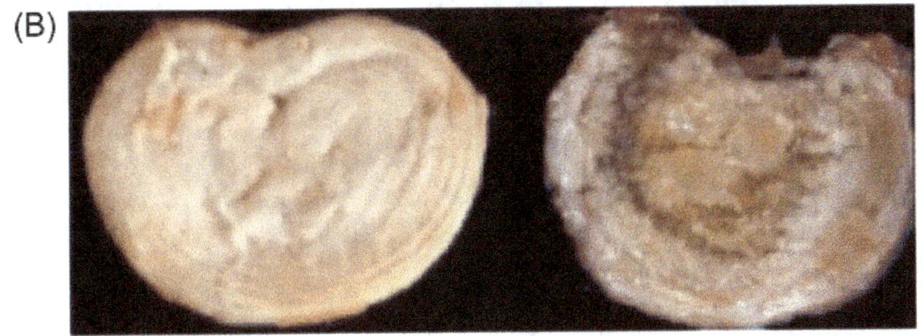

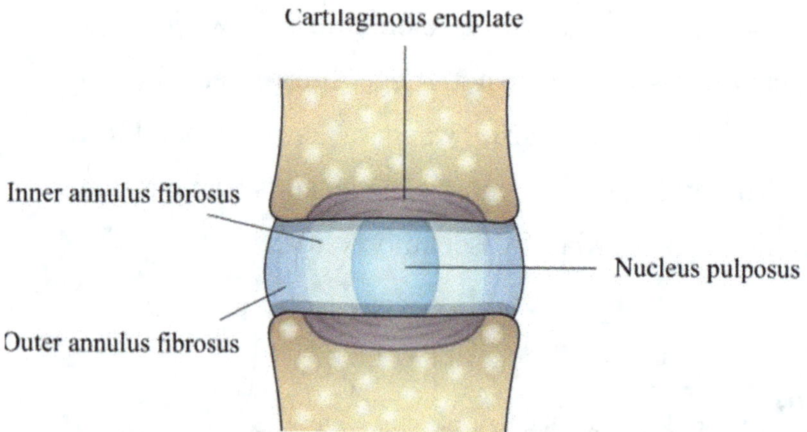

Badania[3] pokazują, że jądro miażdżyste wymaga stałego dopływu wody, aby zachować swój kształt i optymalnie funkcjonować. Dzieje się tak, ponieważ zawartość wody w jądrze miażdżystym odpowiada za zdolność dysku do pochłaniania wstrząsów i równomiernego rozprowadzania nacisku na kręgosłup.

Badania[4] pokazują, że w przypadku odwodnienia jądro miażdżyste traci zawartość wody, przez co jest mniej skuteczne w amortyzacji wstrząsów. Prowadzi to do zwyrodnienia i przepukliny krążka międzykręgowego, co może powodować przewlekły ból i dyskomfort.

---

[3] https://www.ncbi.nlm.nih.gov/pmc/articles/PMC6112070/
[4] https://www.ncbi.nlm.nih.gov/books/NBK441822/#:~:text=The%20mo st%20common%20cause%20of,herniation%20that%20can%20cause%2 0symptoms.

Dowody naukowe[5] udowadniają, że picie odpowiedniej ilości wody zapewnia odpowiednie nawodnienie dysków i ich optymalne funkcjonowanie.

Badania[6] pokazują, że organizm utrzymuje zawartość wody w jądrze miażdżystym poprzez proces zwany imbibicją, czyli wchłanianie płynu do krążka międzykręgowego poprzez ruch i zmiany ciśnienia w kręgosłupie. Kiedy pijesz wystarczającą ilość wody, Twój organizm lepiej wspomaga ten proces, utrzymując krążki międzykręgowe w zdrowiu i sprawności.

Woda pomaga utrzymać prawidłowe ustawienie kręgosłupa

Kręgosłup chroni rdzeń kręgowy i nerwy, podtrzymuje ciężar górnej części ciała oraz utrzymuje postawę i równowagę. Kręgosłup składa się z szeregu kręgów połączonych mięśniami, więzadłami i krążkami międzykręgowymi. Struktury te współpracują ze sobą, aby podtrzymywać ciężar ciała i umożliwiać ruch.

Badania[7] pokazują, że gdy jesteś odwodniony, zawartość wody w mięśniach i więzadłach spada, przez co stają się one mniej elastyczne i bardziej podatne na napięcie i sztywność.

---

[5] https://www.ncbi.nlm.nih.gov/pmc/articles/PMC2908954/
[6] https://www.ncbi.nlm.nih.gov/pmc/articles/PMC6112070/
[7] https://www.ncbi.nlm.nih.gov/pmc/articles/PMC6723611/

Może to wpływać na ustawienie kręgosłupa i powodować zaburzenia postawy, które mogą prowadzić do przewlekłego bólu i dyskomfortu.

Na przykład, badanie[8] pokazuje, że jeśli mięśnie pleców i szyi stają się napięte i nie elastyczne, może to spowodować skoliozę, zniesienie krzywizn lub rotację kręgosłupa, co prowadzi do jego nieprawidłowego ustawienia.

Badania[9] pokazują, że picie odpowiedniej ilości wody pomaga zachować prawidłowe ustawienie kręgosłupa, ponieważ utrzymuje nawodnienie i elastyczność mięśni i więzadeł.

Dodatkowe badania[10] wykazały również, że odpowiednie nawodnienie mięśni i więzadeł pozwala im lepiej wspierać kręgosłup i zachować jego naturalną krzywiznę. Zmniejsza to ryzyko wystąpienia zaburzeń postawy i nieprawidłowego ustawienia kręgosłupa, które mogą powodować ból i dyskomfort.

---

[8] https://www.webmd.com/back-pain/causes-scoliosis

[9] https://www.cdc.gov/healthyweight/healthy_eating/water-and-healthier-drinks.html

[10] https://www.ncbi.nlm.nih.gov/pmc/articles/PMC6166197/

Czy wiesz, że prawidłowe nawodnienie wspomaga dostarczanie składników odżywczych?

Woda jest istotnym elementem układu transportowego organizmu. Odgrywa kluczową rolę w dostarczaniu substancji odżywczych do komórek, tkanek i organów.

Badania[11] pokazują, że składniki odżywcze, takie jak wapń, magnez i witamina D, są niezbędne do utrzymania mocnych kości i zdrowych dysków w kręgosłupie. Wapń i magnez są szczególnie ważne dla zdrowia kości, ponieważ zapewniają wsparcie strukturalne niezbędne do utrzymania gęstości i wytrzymałości kości.

Badanie[12]Pokazuje, że gdy jesteś odwodniony, Twój organizm ma trudności z transportem składników odżywczych do kręgosłupa, co prowadzi do niedoboru niezbędnych składników odżywczych. Może to prowadzić do kilku chorób zwyrodnieniowych, takich jak osteoporoza, choroba osłabiająca kości i zwiększająca ich podatność na złamania.

Badania[13] pokazują, że osteoporoza jest szczególnie powszechna u kobiet po menopauzie, u których występuje

---

[11] https://www.ncbi.nlm.nih.gov/pmc/articles/PMC3330619/
[12] https://www.ncbi.nlm.nih.gov/pmc/articles/PMC2908954/
[13] https://www.ncbi.nlm.nih.gov/pmc/articles/PMC5643776/

zmniejszona produkcja estrogenu, który jest niezbędny do utrzymania gęstości kości.

Badania[14] ukazują, że prawidłowe nawodnienie ma kluczowe znaczenie dla transportu składników odżywczych do kręgosłupa, zapewniając dotarcie niezbędnych składników odżywczych do kości i krążków międzykręgowych. Woda ułatwia transport składników odżywczych przez krwiobieg, dostarczając je do komórek kręgosłupa, które ich potrzebują.

Badanie[15] dowodzi, że odpowiednie nawodnienie zapewnia komórkom kręgosłupa dostęp do niezbędnych składników odżywczych, co sprzyja zachowaniu zdrowej gęstości kości i zmniejsza ryzyko wystąpienia chorób zwyrodnieniowych, takich jak osteoporoza czy choroba zwyrodnieniowa stawów.

Woda nie tylko wspomaga dostarczanie składników odżywczych, ale także pomaga usuwać z organizmu produkty przemiany materii, w tym te, które mogą gromadzić się w kręgosłupie i przyczyniać się do chorób zwyrodnieniowych.

Dowody naukowe[16] pokazują, że odpowiednie nawodnienie zapewnia wydalanie produktów przemiany materii z organizmu, zmniejszając ryzyko wystąpienia stanu zapalnego i uszkodzenia tkanek kręgosłupa.

---

[14] https://www.ncbi.nlm.nih.gov/pmc/articles/PMC6112070/
[15] https://www.ncbi.nlm.nih.gov/pmc/articles/PMC8746518/
[16] https://www.ncbi.nlm.nih.gov/pmc/articles/PMC2908954/

Woda pomaga zmniejszyć stan zapalny

Stan zapalny to naturalna reakcja organizmu na uraz, infekcję lub podrażnienie. Jest to mechanizm obronny, który pomaga usunąć uszkodzoną tkankę i zainicjować gojenie.

Jednakże, badania[17] dowodzą, że gdy stan zapalny staje się przewlekły, może powodować uszkodzenia rdzenia kręgowego i nerwów, co prowadzi do przewlekłego bólu i dyskomfortu.

Badania[18] pokazują, że picie wystarczającej ilości wody skutecznie zmniejsza stany zapalne w organizmie, w tym stany zapalne kręgosłupa. Woda pomaga wypłukać toksyny z organizmu, które mogą wywołać reakcję zapalną. Toksyny te mogą gromadzić się w stawach i tkankach kręgosłupa, powodując stany zapalne i uszkodzenia tkanek.

Woda wspomaga również prawidłowe krążenie, co jest niezbędne do redukcji stanów zapalnych w organizmie. W stanie odwodnienia krew staje się gęstsza i bardziej lepka, co utrudnia jej krążenie w organizmie. Może to prowadzić do stanów zapalnych kręgosłupa i innych narządów, prowadząc do przewlekłego bólu i dyskomfortu. Picie odpowiedniej

---

[17] https://www.ncbi.nlm.nih.gov/pmc/articles/PMC3155807/
[18] https://www.health.harvard.edu/staying-healthy/how-much-water-should-you-drink

ilości wody pomaga rozrzedzić krew, wspomagając prawidłowe krążenie i zmniejszając ryzyko stanów zapalnych.

Innym sposobem, w jaki woda może pomóc w zmniejszeniu stanu zapalnego, jest utrzymanie odpowiedniego nawilżenia stawów. Stawy kręgosłupa wykorzystują płyn smarujący zwany mazią stawową, który zmniejsza tarcie i zapobiega uszkodzeniom.

W przypadku odwodnienia organizm ma trudności z produkcją wystarczającej ilości płynu stawowego, co zwiększa ryzyko stanu zapalnego i uszkodzenia tkanek kręgosłupa. Picie odpowiedniej ilości wody pomaga utrzymać odpowiednie nawilżenie stawów, zmniejszając ryzyko stanu zapalnego i uszkodzenia tkanek.

Woda pomaga regulować temperaturę ciała

Ludzkie ciało ma mechanizm, który pomaga regulować temperaturę wewnętrzną w wąskim zakresie, około 37°C (98,6°F), niezależnie od temperatury zewnętrznej. Rdzeń kręgowy i nerwy są szczególnie wrażliwe na zmiany temperatury, a nadmierne ciepło może uszkodzić te delikatne tkanki.

Mięśnie i tkanki otaczające kręgosłup wytwarzają ciepło, ponieważ pracując podtrzymując ciało i utrzymując postawę, wytwarzają je. Badania[19] pokazują, że nie skuteczne odprowadzanie ciepła może powodować gromadzenie się ciepła w kręgosłupie, zwiększając ryzyko uszkodzenia rdzenia kręgowego i nerwów. Picie odpowiedniej ilości wody pomaga regulować temperaturę ciała i zapobiegać przegrzaniu.

Woda pomaga regulować temperaturę ciała, wspomagając produkcję potu. Odwodniony organizm ma trudności z produkcją wystarczającej ilości potu, niezbędnego do chłodzenia. W rezultacie temperatura ciała może wzrosnąć, zwiększając ryzyko przegrzania oraz uszkodzenia rdzenia kręgowego i nerwów. Picie odpowiedniej ilości wody pomaga utrzymać nawodnienie organizmu, co sprzyja prawidłowej produkcji potu i efektywnemu odprowadzaniu ciepła.

Co więcej, woda jest niezbędnym składnikiem krwi. Pomaga regulować temperaturę ciała, przenosząc ciepło z wnętrza ciała do skóry, gdzie organizm może je wydalić poprzez pocenie się.

W stanie odwodnienia krew staje się gęstsza i bardziej lepka, co utrudnia efektywne przenoszenie ciepła. Picie odpowiedniej ilości wody pomaga utrzymać rzadką i płynną krew, co sprzyja efektywnemu przenoszeniu ciepła oraz utrzymuje kręgosłup i otaczające tkanki w niskiej temperaturze.

---

[19] https://www.ncbi.nlm.nih.gov/pmc/articles/PMC7518736/

Oczywiście, nawodnienie jest niezbędne dla utrzymania zdrowego kręgosłupa. Ale ile szklanek wody dziennie to wystarczająca ilość?

Cóż, tak naprawdę nie ma konkretnej liczby szklanek wody, które należy wypijać dziennie, aby zachować zdrowy kręgosłup. Przy określaniu, ile wody należy pić, należy wziąć pod uwagę różne czynniki. Należą do nich masa ciała, poziom aktywności fizycznej i klimat, w którym mieszkasz.

Jednakże jako ogólną wskazówkę, badanie[20] zaleca, aby mężczyźni wypijali około 3,7 litra wody dziennie, a kobiety około 2,7 litra wody dziennie.

Należy pamiętać, że dotyczy to wody ze wszystkich źródeł, takich jak napoje i żywność. Jest to zalecane dzienne spożycie dla ogólnego nawodnienia i zdrowia, a nie tylko dla zdrowia kręgosłupa.

Ponadto, jak już wspomniano, najlepszą wodą do picia jest woda przegotowana:

---

[20]

https://www.forbes.com/health/body/how-much-water-you-should-drink-per-day/#:~:text=The%20Institute%20of%20Medicine%20of,fluid%20rather%20than%20plain%20water.

Dlaczego przegotowana woda jest lepsza ?

Przegotowana woda jest podstawą przetrwania i mądrym wyborem dla zachowania dobrego zdrowia.

Wrzątek oczyszcza wodę, eliminując szkodliwe bakterie, wirusy i inne obecne zanieczyszczenia. Dzięki temu woda przegotowana jest bezpieczna i nadaje się do spożycia, zmniejszając ryzyko chorób przenoszonych drogą wodną i poprawiając ogólne samopoczucie.

Dla zdrowia kręgosłupa zaleca się picie wody przegotowanej, w przeciwieństwie do wody mineralnej, z następujących powodów:

Woda jako podłoże

Woda odgrywa kluczową rolę w procesach biochemicznych organizmu, w tym tych związanych ze zdrowiem kręgosłupa. Zapewnia środowisko, w którym zachodzą te procesy i bezpośrednio uczestniczy w wielu z nich jako czynnik reagujący. Spożywając przegotowaną wodę, której wzór chemiczny jest najbardziej zbliżony do wzoru wody (H_2O) bez dodatku minerałów, dostarczasz organizmowi czysty substrat do zajścia tych procesów.

Rozpuszczalnik

Woda jest najważniejszym rozpuszczalnikiem w organizmie, zdolnym do rozpuszczania różnych składników odżywczych, hormonów, enzymów i innych niezbędnych substancji. Ta właściwość wody umożliwia ich transport i ułatwia zachodzenie niezbędnych reakcji chemicznych. Pijąc przegotowaną wodę, masz pewność, że jest ona w najczystszej postaci, bez dodatku minerałów.

Przegotowana woda, pozbawiona minerałów, działa jak skuteczny rozpuszczalnik w organizmie. Pomaga w rozpuszczaniu i transporcie ważnych substancji niezbędnych dla zdrowia i prawidłowego funkcjonowania kręgosłupa. Unikając wody mineralnej, która zawiera dodatkowe minerały, zmniejszasz ryzyko wprowadzenia do organizmu niepożądanych substancji, które mogą zakłócać te procesy.

Homeostaza

Woda odgrywa kluczową rolę w utrzymaniu równowagi płynów w organizmie, co jest kluczowe dla wielu funkcji, takich jak regulacja temperatury ciała, utrzymanie ciśnienia krwi oraz transport składników odżywczych i produktów przemiany materii. Przegotowana woda, eliminując większość minerałów i potencjalnych zanieczyszczeń, zapewnia czyste i zrównoważone środowisko, w którym te procesy homeostatyczne mogą przebiegać optymalnie.

Zdrowie kręgosłupa zależy od utrzymania prawidłowej równowagi płynów, zapewniającej dostarczanie składników odżywczych i usuwanie produktów przemiany materii. Pijąc przegotowaną wodę, pomagasz utrzymać niezbędną równowagę płynów, umożliwiając kręgosłupowi optymalne funkcjonowanie i dbając o zdrowie dysków. Brak dodatkowych minerałów w przegotowanej wodzie zmniejsza ryzyko potencjalnych zaburzeń równowagi, które mogą wpływać na mechanizmy homeostatyczne kręgosłupa.

Jak można się domyślić, przegotowana woda jest zalecana dla zdrowia kręgosłupa, ponieważ dostarcza czystego substratu, działa jak skuteczny rozpuszczalnik i wspiera homeostazę. Spożywając przegotowaną wodę, tworzysz środowisko sprzyjające prawidłowemu funkcjonowaniu kręgosłupa i minimalizujesz wprowadzanie dodatkowych składników, które mogłyby negatywnie wpływać na jego zdrowie. Woda mineralna natomiast służy przede wszystkim mineralizacji, co może nie być tak bezpośrednio korzystne dla specyficznych potrzeb kręgosłupa.

Mając to na uwadze, przyjrzyjmy się, jak powinna wyglądać Twoja dieta, jeśli chcesz zachować optymalne zdrowie kręgosłupa.

Rozdział 2: Prawidłowa dieta dla zdrowego kręgosłupa

Czy wiesz, że dieta może odgrywać kluczową rolę w zdrowiu kręgosłupa? Cóż, teraz już wiesz. Dokonywanie właściwych wyborów żywieniowych może pomóc Ci zmniejszyć ból, zapobiegać urazom i poprawić ogólną jakość życia.

W tym rozdziale omówimy produkty spożywcze i składniki odżywcze uważane za niezbędne dla zdrowego kręgosłupa, a także te, których należy unikać, aby zapewnić organizmowi optymalne zdrowie kręgosłupa!

Moc gotowanych warzyw w poprawie zdrowia kręgosłupa

Warzywa stanowią istotny element zdrowej diety i są świetne dla zdrowia kręgosłupa z następujących powodów:

Warzywa są bogate w witaminy i minerały

Witaminy i minerały odgrywają kluczową rolę w utrzymaniu zdrowia kręgosłupa. Wapń i magnez to dwa minerały uważane za szczególnie ważne dla kości kręgosłupa.

Minerały te współdziałają ze sobą, budując mocne i zdrowe kości, odporne na złamania i zwyrodnienia.

Badania[21] pokazują, że bez odpowiedniej podaży wapnia i magnezu kości kręgosłupa mogą stać się słabe i kruche, co zwiększa ryzyko złamań i innych schorzeń kręgosłupa.

Badania wykazały, że witamina C jest kolejnym składnikiem odżywczym istotnym dla zdrowia kręgosłupa.

Badania[22] dowodzą, że witamina C odgrywa kluczową rolę w produkcji kolagenu, białka występującego w tkance łącznej organizmu, w tym w krążkach międzykręgowych. Kolagen pomaga utrzymać wytrzymałość i elastyczność krążków międzykręgowych, które są niezbędne do amortyzacji wstrząsów i zapobiegania urazom kręgosłupa.

Badania[23] pokazują, że witamina D jest również ważna dla zdrowia kręgosłupa. Pomaga organizmowi wchłaniać wapń, który sprzyja mocnym kościom. Niski poziom witaminy D jest znaną przyczyną zwiększonego ryzyka osteoporozy, schorzenia, które osłabia kości i może prowadzić do złamań kręgosłupa.

Włączenie do diety różnorodnych warzyw pomoże Ci zapewnić sobie witaminy i minerały, których potrzebuje Twój kręgosłup, aby zachować zdrowie.

---

[21] https://www.ncbi.nlm.nih.gov/pmc/articles/PMC3775240/
[22] https://www.ncbi.nlm.nih.gov/pmc/articles/PMC6204628/
[23] https://www.ncbi.nlm.nih.gov/pmc/articles/PMC2621390/

Liściaste warzywa zielone, takie jak szpinak i jarmuż, są szczególnie dobrym źródłem wapnia i magnezu; owoce cytrusowe i papryka są bogate w witaminę C. Grzyby i tłuste ryby, takie jak łosoś, są dobrym źródłem witaminy D.

Spożywanie zbilansowanej diety bogatej w warzywa może pomóc zachować kręgosłup zdrowy i silny na długie lata.

Warzywa zawierają przeciwutleniacze

Antyoksydanty to związki występujące w wielu owocach i warzywach; pomagają chronić organizm przed szkodliwym działaniem wolnych rodników. Wolne rodniki to niestabilne cząsteczki, które mogą uszkadzać komórki, w tym komórki kręgosłupa. Uszkodzenia te mogą przyczyniać się do zwyrodnienia kręgosłupa, prowadząc do przepuklin dyskowych, zwężenia kanału kręgowego, choroby zwyrodnieniowej stawów i wielu innych schorzeń.

Badania[24] wykazują, że dieta bogata w przeciwutleniacze, zawierająca m.in. warzywa, może pomóc zneutralizować wolne rodniki i chronić komórki kręgosłupa przed uszkodzeniami.

Warzywa takie jak "brukselka", marchew i bataty są szczególnie dobrym źródłem przeciwutleniaczy, w tym

---

[24] https://www.nccih.nih.gov/health/antyoksydant-in-depth

witaminy C i beta-karotenu. Te przeciwutleniacze mogą pomóc w zmniejszeniu stanu zapalnego kręgosłupa, znanej częstej przyczyny bólu pleców.

Oprócz witaminy C i beta-karotenu warzywa zawierają wiele innych przeciwutleniaczy, w tym kwercetynę, luteinę i zeaksantynę. Te przeciwutleniacze mają badania[25] zdolność do posiadania właściwości przeciwzapalnych i wzmacniających odporność, dzięki czemu może pomóc chronić kręgosłup przed wieloma schorzeniami.

Należy pamiętać, że przeciwutleniacze zawarte w warzywach są najskuteczniejsze, gdy są spożywane w postaci naturalnej, a nie w postaci suplementów. Zróżnicowana dieta, bogata w kolorowe warzywa, może pomóc w zapewnieniu organizmowi odpowiedniej ilości przeciwutleniaczy, które wspierają zdrowie kręgosłupa i ogólny stan zdrowia.

Warzywa mają niską zawartość kalorii

Utrzymanie prawidłowej masy ciała jest istotne dla ogólnego stanu zdrowia, zwłaszcza dla zdrowia kręgosłupa. Badania[26]pokazują, że nadwaga lub otyłość może powodować dodatkowe obciążenie kręgosłupa i zwiększać ryzyko wystąpienia schorzeń kręgosłupa, takich jak przepuklina

---

[25]https://www.ncbi.nlm.nih.gov/pmc/articles/PMC7575721/
[26] https://www.ncbi.nlm.nih.gov/pmc/articles/PMC5334737/

dyskowa, zwężenie kanału kręgowego i choroba zwyrodnieniowa stawów.

Warzywa są doskonałym wyborem dla osób chcących utrzymać zdrową wagę lub schudnąć, ponieważ mają mało kalorii, a dużo niezbędnych składników odżywczych.

Na przykład, [badania][27] pokazują, że jedna filiżanka ugotowanego brokuła zawiera zaledwie 55 kalorii, ale dostarcza znaczną ilość witaminy C, K i błonnika. Podobnie, jedna średniej wielkości marchewka zawiera zaledwie 25 kalorii, ale jest bogata w witaminy A, K i błonnik.

Warzywa są nie tylko niskokaloryczne, ale również bogate w błonnik. Błonnik pomaga utrzymać uczucie sytości, co może zapobiegać przejadaniu się i niezdrowemu podjadaniu. Wprowadzając do diety więcej warzyw, możesz zmniejszyć spożycie kalorii, zapewniając jednocześnie organizmowi składniki odżywcze niezbędne do prawidłowego funkcjonowania.

Warzywa są bogate w błonnik

Błonnik to kluczowy składnik odżywczy, który pomaga utrzymać zdrowy układ trawienny. Warzywa są doskonałym źródłem błonnika pokarmowego, który wspomaga

---

[27] https://www.scirp.org/html/4-2700478_23384.htm

prawidłowe funkcjonowanie układu trawiennego. Zdrowy układ trawienny jest również niezbędny dla zdrowia kręgosłupa.

Badania[28] pokazują, że zaparcia są częstym problemem, który może obciążać dolną część pleców i przyczyniać się do bólu pleców.

Na szczęście, dowody naukowe[29] dowodzą, że spożywanie diety bogatej w błonnik, zawierającej dużo warzyw, może pomóc w zapobieganiu zaparciom i wspomagać regularne wypróżnienia.

Utrzymywanie układu trawiennego w optymalnym funkcjonowaniu zmniejsza ryzyko rozwoju schorzeń kręgosłupa wywołanych przez parcie podczas wypróżniania.

Warzywa działają przeciwzapalnie

Zapalenie to naturalny proces organizmu w odpowiedzi na uraz lub infekcję. Jednakże, badania[30] pokazują, że przewlekły stan zapalny może prowadzić do różnych problemów zdrowotnych, w tym bólu pleców i innych schorzeń kręgosłupa. Warzywa są doskonałym źródłem

---

[28] https://www.medicalnewstoday.com/articles/325663
[29] https://www.ncbi.nlm.nih.gov/pmc/articles/PMC7589116/
[30] https://www.ncbi.nlm.nih.gov/pmc/articles/PMC5744892/

związków przeciwzapalnych, które mogą pomóc w zmniejszeniu stanu zapalnego w organizmie.

Jedną z grup związków przeciwzapalnych występujących w warzywach są flawonoidy.

Flawonoidy to rodzaj fitoskładników.

[badania][31]udowodniono, że mają właściwości przeciwzapalne.

Warzywa takie jak jarmuż, brokuły i brukselka są szczególnie bogate w flawonoidy. Związki te mogą pomóc zmniejszyć stan zapalny w organizmie i chronić kręgosłup przed uszkodzeniami spowodowanymi przewlekłym stanem zapalnym.

Inną grupą związków przeciwzapalnych występujących w warzywach są karotenoidy. Karotenoidy to kolejny rodzaj fitoskładników, badania[32] udowodniły, że mają właściwości przeciwzapalne.

Warzywa takie jak marchew, bataty i szpinak są szczególnie bogate w karotenoidy. Związki te mogą pomóc zmniejszyć stan zapalny w organizmie i chronić kręgosłup przed uszkodzeniami spowodowanymi przewlekłym stanem zapalnym.

Oprócz flawonoidów i karotenoidów, warzywa są doskonałym źródłem innych przeciwzapalnych składników odżywczych, takich jak witaminy C, E i beta-karoten. Składniki te działają wspólnie, zmniejszając stany zapalne i promując ogólny stan zdrowia i dobre samopoczucie.

---

[32] https://www.mdpi.com/2076-3921/12/3/676#:~:text=A%20growing%20body%20of%20evidence,the%20risk%20of%20developing%20depression.

Warzywa mają niską zawartość cukru

Nadmierne spożycie cukru jest znaną przyczyną różnych problemów zdrowotnych, w tym stanów zapalnych i przewlekłego bólu. Spożywanie zbyt dużej ilości cukru może powodować stany zapalne w organizmie i uwalnianie związków prozapalnych, które mogą przyczyniać się do chorób przewlekłych, takich jak ból pleców.

Warzywa mają naturalnie niską zawartość cukru i stanowią zdrową alternatywę dla słodkich pokarmów i napojów. Włączając więcej warzyw do diety, możesz zmniejszyć ogólne spożycie cukru i utrzymać zdrową równowagę w diecie. Jest to szczególnie ważne dla zdrowia kręgosłupa, ponieważ nadmierne spożycie cukru może zwiększać ryzyko wystąpienia bólu pleców.

Nadmierne spożycie cukru było [naukowo powiązane](#)[33] z licznymi negatywnymi skutkami zdrowotnymi, w tym zwiększonym ryzykiem wystąpienia bólu pleców.

[Studia](#)[34] wykazały, że spożywanie dużych ilości cukru może prowadzić do przewlekłego stanu zapalnego, który może

---

[33] https://www.ncbi.nlm.nih.gov/pmc/articles/PMC5133084/#:~:text=Con sumption%20of%20added%20sugars%20has,decline%20and%20even%20some%20cancers.
[34] https://www.ncbi.nlm.nih.gov/pmc/articles/PMC9471313/

przyczyniać się do wielu problemów zdrowotnych, w tym bólu pleców.

Spożywanie <u>dużych ilości cukru</u> może powodować zwiększoną produkcję <u>cytokin zapalnych</u>, czyli białek uwalnianych przez <u>układ odpornościowy </u>w odpowiedzi na stan zapalny. Cytokiny te mogą powodować stany zapalne mięśni i stawów pleców, prowadząc do bólu i dyskomfortu.

Warzywa zawierają fitoskładniki

Fitonutrienty to związki naturalnie występujące w roślinach. [Badania](#)[35] wykazały, że związki te mają liczne korzyści zdrowotne, w tym właściwości przeciwzapalne i antyoksydacyjne. Związki te mogą pomóc w zmniejszeniu stanu zapalnego w organizmie i ochronie przed stresem oksydacyjnym, który może przyczyniać się do szeregu problemów zdrowotnych, w tym schorzeń kręgosłupa.

Warzywa są doskonałym źródłem fitoskładników, a jedząc różnorodne, kolorowe warzywa, możesz mieć pewność, że dostarczasz swojemu organizmowi szereg tych ważnych związków.

---

[35] https://www.ncbi.nlm.nih.gov/pmc/articles/PMC9102588/

Na przykład warzywa krzyżowe, takie jak brokuły i jarmuż, są bogate w sulforafan, fitoskładnik, który [badania][36] udowodniono, że ma właściwości przeciwzapalne i przeciwnowotworowe.

[Badanie][37] wykazało również, że karotenoidy, czyli inna grupa fitoskładników obecnych w warzywach takich jak marchewki i słodkie ziemniaki, mają właściwości antyoksydacyjne, które mogą pomóc w łagodzeniu stanów zapalnych kręgosłupa.

Warzywa są dobrym źródłem nawodnienia

Jak omówiono w pierwszym rozdziale, woda odgrywa kluczową rolę w utrzymaniu zdrowia kręgosłupa.

[Badania][38] pokazują, że warzywa są świetnym źródłem nawodnienia, ponieważ wiele z nich ma wysoką zawartość wody.

Na przykład ogórki składają się w ponad 95% z wody, podobnie jak seler. Inne warzywa, takie jak sałata, pomidory i

---

[36]
https://www.healthline.com/nutrition/sulforaphane#:~:text=Sulforapha ne%20is%20a%20natural%20plant,improved%20heart%20health%20an d%20digestion.
[37] https://www.ncbi.nlm.nih.gov/pmc/articles/PMC9102588/
[38]
https://www.bupa.co.uk/newsroom/ourviews/ten-water-rich-foods-hydr ation#:~:text=Ogórki%20są%20produkowane%20do%20przetworzenia, aby%20napój%20odświeżający.

cukinia, również zawierają dużo wody i pomagają utrzymać nawodnienie organizmu przez cały dzień.

Utrzymanie odpowiedniego nawodnienia organizmu nie tylko pomaga zachować zdrowe dyski międzykręgowe, ale także zmniejsza stany zapalne i poprawia ogólne zdrowie oraz funkcjonowanie organizmu.

Włączenie do diety różnorodnych nawadniających warzyw może pomóc w utrzymaniu zdrowego kręgosłupa i ogólnego dobrego samopoczucia.

Dlaczego warto gotować warzywa?

Gotowane warzywa są lepsze od surowych pod względem wpływu na zdrowie kręgosłupa z następujących powodów:

Zwiększone wchłanianie składników odżywczych

Gotowanie warzyw może ułatwić trawienie i wchłanianie niektórych składników odżywczych w nich zawartych. Podczas gotowania struktury komórkowe warzyw ulegają rozpadowi, ułatwiając organizmowi dostęp do zawartych w nich składników odżywczych i ich wchłanianie. To zwiększone wchłanianie składników odżywczych może być szczególnie korzystne dla zdrowia kręgosłupa.

Gotując warzywa, zwiększasz dostępność składników odżywczych niezbędnych dla zdrowia kręgosłupa. Rozpad struktur komórkowych podczas gotowania pozwala organizmowi na efektywniejsze trawienie i wchłanianie tych składników odżywczych, zapewniając ich dotarcie do niezbędnych obszarów, takich jak dyski międzykręgowe, gdzie są niezbędne do optymalnego funkcjonowania.

Zwiększona biodostępność fitoskładników

Gotowanie niektórych warzyw może znacząco zwiększyć biodostępność określonych fitoskładników, którym przypisuje się różnorodne korzyści zdrowotne. Na przykład badania[39] pokazują, że gotowanie pomidorów zwiększa biodostępność likopenu, przeciwutleniacza znanego ze swojego potencjalnego ochronnego wpływu na zdrowie kręgosłupa.

Gotowanie pomidorów pomaga uwolnić i zwiększyć biodostępność likopenu, ułatwiając organizmowi wchłanianie i wykorzystanie tego korzystnego przeciwutleniacza. Spożywając gotowane pomidory, dostarczasz kręgosłupowi większe stężenie likopenu, co potencjalnie korzystnie wpływa na jego zdrowie.

---

[39] https://www.ncbi.nlm.nih.gov/pmc/articles/PMC7464847/

Poprawiona absorpcja beta-karotenu

Niektóre warzywa, na przykład marchewki, zawierają beta-karoten, prekursor witaminy A i składnik odżywczy niezbędny dla zdrowia kręgosłupa. [Badania](40) wykazują, że gotowanie marchewki może zwiększyć biodostępność beta-karotenu, dzięki czemu organizm może go wchłaniać i wykorzystywać bardziej efektywnie.

Beta-karoten odgrywa kluczową rolę w utrzymaniu zdrowia kręgosłupa dzięki przekształcaniu go w witaminę A, niezbędną do wzrostu i utrzymania kości. Gotowanie marchewki rozbija ściany komórkowe, dzięki czemu beta-karoten staje się bardziej dostępny i łatwiejszy do wchłonięcia. Spożywanie gotowanej marchewki zwiększa wchłanianie i wykorzystanie beta-karotenu, co korzystnie wpływa na zdrowie kręgosłupa.

Łatwiejsze trawienie

Gotowanie warzyw może ułatwić ich trawienie w porównaniu ze spożyciem ich na surowo. Proces gotowania zmiękcza błonnik zawarty w warzywach, dzięki czemu są one łagodniejsze dla układu trawiennego.

---

[40] https://pubmed.ncbi.nlm.nih.gov/14673607/

Niektóre surowe warzywa, szczególnie te o wysokiej zawartości błonnika, mogą utrudniać trawienie przez układ pokarmowy. Gotowanie warzyw zmiękcza ich błonnik, ułatwiając ich trawienie. Może to korzystnie wpłynąć na ogólny stan układu trawiennego, zapewniając wchłanianie i optymalne wykorzystanie składników odżywczych z gotowanych warzyw, w tym tych, które korzystnie wpływają na zdrowie kręgosłupa.

Co jeszcze, oprócz warzyw, należy spożywać dla zdrowego kręgosłupa? Dowiemy się w następnym rozdziale.

Rozdział 3: Jedzenie jak małe dziecko dla zdrowego kręgosłupa

W poprzednim rozdziale omówiliśmy, dlaczego warzywa są niezbędne dla utrzymania zdrowia kręgosłupa. Nie samymi warzywami jednak można żyć. Co jeszcze warto jeść?

A co, gdybym powiedział, że klucz do zdrowego kręgosłupa można znaleźć w nawykach żywieniowych małych dzieci? Choć może to brzmieć dziwnie, to prawda, ponieważ dieta dzieci jest bogata w składniki odżywcze niezbędne dla zdrowia i rozwoju kręgosłupa.

W tym rozdziale przyjrzymy się naukowym podstawom tej koncepcji oraz przedstawimy praktyczne wskazówki, które pomogą Ci jeść jak małe dziecko, co korzystnie wpłynie na zdrowie kręgosłupa i ogólne samopoczucie.

Przygotuj się więc na odkrycie swojego wewnętrznego dziecka i dowiedz się, jak odżywiać kręgosłup jak nigdy dotąd!

Jak powinna wyglądać Twoja dieta?

Zastanawiasz się pewnie, na czym polega odżywianie się jak małe dziecko i jaki ma to związek ze zdrowiem kręgosłupa.

Cóż, bez owijania w bawełnę, przyjrzyjmy się różnym produktom spożywczym, które warto spożywać, aby wzmocnić kręgosłup. Zazwyczaj skupiamy się na podawaniu naszym dzieciom tych produktów, nie wiedząc, że mogą one przynieść korzyści również nam:

Produkty mleczne

Badania[41] pokazują, że wapń jest głównym budulcem kości i ma kluczowe znaczenie dla utrzymania zdrowia i siły kręgosłupa.

---

[41] https://www.ncbi.nlm.nih.gov/pmc/articles/PMC6316542/

Produkty mleczne są jednym z najlepszych źródeł wapnia i są łatwo dostępne w większości gospodarstw domowych. Ser, jogurt i mleko są pyszne i stanowią doskonałe źródło wapnia, dzięki czemu idealnie nadają się do wspierania zdrowia kości i kręgosłupa.

Oprócz wapnia, badania[42] pokazują, że produkty mleczne są również bogate w witaminę D, która jest niezbędna do wchłaniania i wykorzystywania wapnia w organizmie. Witamina D pomaga regulować poziom wapnia i fosforu we krwi, a jej niedobór może prowadzić do osłabienia kości, wysokiego ryzyka złamań i osłabienia mięśni.

Regularne spożywanie produktów mlecznych, w połączeniu z innymi źródłami witaminy D, takimi jak ekspozycja na światło słoneczne, może pomóc w utrzymaniu zdrowia kręgosłupa i zminimalizować ryzyko wystąpienia schorzeń kręgosłupa, takich jak osteoporoza.

Tłuste ryby

Tłuste ryby, takie jak łosoś, sardynki i tuńczyk, są pyszne i pełne składników odżywczych korzystnych dla zdrowia.

Badania[43] pokazują, że jednym z kluczowych składników odżywczych zawartych w tych rybach są kwasy tłuszczowe

---

[42] https://www.ncbi.nlm.nih.gov/pmc/articles/PMC7353177/
[43] https://www.ncbi.nlm.nih.gov/pmc/articles/PMC3262608/

omega-3, które odgrywają ważną rolę w utrzymaniu zdrowia kręgosłupa. Kwasy omega-3 mogą pomóc w zmniejszeniu stanu zapalnego kręgosłupa, łagodząc w ten sposób ból i sztywność.

Stan zapalny to sposób, w jaki organizm reaguje na infekcje. Jednak gdy stan zapalny utrzymuje się zbyt długo, mogą pojawić się różne schorzenia kręgosłupa, takie jak zapalenie stawów i choroba zwyrodnieniowa krążków międzykręgowych. Regularne spożywanie tłustych ryb może pomóc w opanowaniu stanu zapalnego i zminimalizowaniu ryzyka wystąpienia tych schorzeń.

Ponadto, badania[44] pokazują, że kwasy tłuszczowe omega-3 mogą poprawić przepływ krwi do kręgosłupa i zminimalizować ryzyko powstawania zakrzepów. Zakrzepy mogą powodować poważne problemy zdrowotne i prowadzić do schorzeń zagrażających życiu, takich jak udar mózgu czy zawał serca.

Spożywanie tłustych ryb poprawia krążenie i zapobiega tworzeniu się skrzepów krwi, co może być szczególnie korzystne dla osób z urazami rdzenia kręgowego lub schorzeniami wpływającymi na przepływ krwi do kręgosłupa.

---

[44] https://www.ncbi.nlm.nih.gov/pmc/articles/PMC4153275/

Ogólnie rzecz biorąc, włączenie tłustych ryb do diety może pomóc w utrzymaniu zdrowia kręgosłupa i zminimalizować ryzyko wystąpienia schorzeń kręgosłupa wywołanych stanem zapalnym i słabym krążeniem.

Orzechy i nasiona

Orzechy i nasiona to pyszny i łatwy sposób na włączenie do diety magnezu – niezbędnego minerału, który korzystnie wpływa na zdrowie kości i kręgosłupa.

Badania[45] pokazują, że migdały, nasiona chia i pestki dyni są doskonałym źródłem magnezu, którego organizm potrzebuje do budowy mocnych kości i prawidłowego funkcjonowania układu nerwowego.

Magnez odgrywa również kluczową rolę w regulacji skurczów mięśni, w tym mięśni podtrzymujących kręgosłup. Skurcze i skurcze mięśni mogą wystąpić bez odpowiedniej ilości magnezu, nasilając ból kręgosłupa.

Studia[46] wykazały, że magnez może również odgrywać rolę w zmniejszaniu stanu zapalnego w organizmie, który może przyczyniać się do chorób kręgosłupa, takich jak choroba zwyrodnieniowa stawów czy reumatoidalne zapalenie stawów.

---

[45] https://ods.od.nih.gov/factsheets/Magnesium-HealthProfessional/
[46] https://www.ncbi.nlm.nih.gov/pmc/articles/PMC7654130/

Włączenie orzechów i nasion do diety może być prostym sposobem na zwiększenie spożycia magnezu i wsparcie zdrowia kręgosłupa. Należy pamiętać, że spożywanie zbyt dużej ilości magnezu może mieć negatywne skutki, dlatego ważne jest, aby spożywać te produkty z umiarem i przestrzegać zalecanych dziennych dawek.

Zielone warzywa liściaste

Liściaste warzywa są szczególnie korzystne dla zdrowia kręgosłupa, ponieważ zawierają witaminę K, niezbędny składnik odżywczy dla mocnych kości, w tym kości kręgosłupa.

[Badania][47] pokazują, że witamina K pomaga regulować wchłanianie i odkładanie wapnia w kościach, wzmacniając je i zmniejszając podatność na złamania. Witamina K odgrywa również rolę w syntezie osteokalcyny, białka niezbędnego do mineralizacji kości. Oznacza to, że regularne spożywanie zielonych liści może pomóc w utrzymaniu gęstości kości i zapobiegać osteoporozie – schorzeniu, w którym kości stają się słabe i kruche, zwiększając ryzyko złamań i deformacji kręgosłupa.

Oprócz witaminy K, warzywa liściaste zawierają inne ważne składniki odżywcze, takie jak witamina A, witamina C i kwas

---

[47] https://www.ncbi.nlm.nih.gov/pmc/articles/PMC7760385/

foliowy, które wspomagają ogólny stan zdrowia i są niezbędne do prawidłowego funkcjonowania organizmu.

Na przykład witamina A jest ważna dla wzrostu i naprawy tkanek, w tym kręgosłupa. Z kolei badania naukowe dowiodły, że witamina C jest przeciwutleniaczem, który pomaga chronić komórki przed szkodliwym działaniem wolnych rodników. Z kolei kwas foliowy jest niezwykle ważny dla produkcji czerwonych krwinek i pomaga zapobiegać wrodzonym wadom rozwojowym.

Regularne spożywanie zielonych liściastych warzyw może również pomóc w zmniejszeniu stanu zapalnego, co jest korzystne w zapobieganiu takim schorzeniom, jak choroba zwyrodnieniowa stawów czy choroba zwyrodnieniowa dysków, które mogą powodować ból kręgosłupa i jego sztywność.

Berries

"Małe owoce" są pyszne i niezwykle pożywne, co czyni je doskonałym dodatkiem do diety wspomagającej zdrowie kręgosłupa. Truskawki, borówki i maliny są bogate w przeciwutleniacze, które chronią organizm przed szkodliwym działaniem wolnych rodników.

Wolne rodniki to niestabilne cząsteczki, które mogą uszkadzać komórki i przyczyniać się do stanów zapalnych i stresu oksydacyjnego, uszkadzając rdzeń kręgowy i zwiększając ryzyko wystąpienia schorzeń kręgosłupa, takich jak przepuklina dyskowa.

Na szczęście, badanie[48] wykazało, że regularne spożywanie "berries" może pomóc w walce z wolnymi rodnikami i chronić kręgosłup przed uszkodzeniami.

Oprócz przeciwutleniaczy, jagody, truskawki, maliny, "berries" są bogate w witaminę C, niezbędny składnik odżywczy, znany ze wspomagania produkcji kolagenu. Kolagen to białko budujące chrząstkę, która amortyzuje kręgosłup i inne stawy.

Badania[49] pokazują, że witamina C jest niezbędna do syntezy kolagenu, a niedobór tej witaminy może prowadzić do osłabienia chrząstki i zwiększonego ryzyka wystąpienia chorób kręgosłupa, takich jak zwyrodnienie krążków międzykręgowych.

Regularne spożywanie jagód jako elementu zbilansowanej diety może pomóc zapewnić organizmowi odpowiednią ilość witaminy C, która wspomaga zdrowie chrząstki amortyzującej kręgosłup i minimalizuje ryzyko wystąpienia schorzeń kręgosłupa.

---

[48] https://www.healthline.com/nutrition/11-reasons-to-eat-berries
[49] https://www.ncbi.nlm.nih.gov/pmc/articles/PMC3783921/

Pełne ziarna

Włączenie produktów pełnoziarnistych do diety to prosty i smaczny sposób na wsparcie zdrowia kręgosłupa. Chleb pełnoziarnisty, komosa ryżowa i brązowy ryż to doskonałe źródła błonnika, który odgrywa kluczową rolę w regulacji wypróżnień i redukcji stanów zapalnych w całym organizmie.

Przewlekły stan zapalny może powodować uszkodzenie tkanek kręgosłupa i przyczyniać się do takich schorzeń jak osteoporoza czy zwężenie kanału kręgowego. Badania[50] pokazują, że spożywanie produktów pełnoziarnistych może pomóc regulować poziom stanów zapalnych w organizmie człowieka, zmniejszając ryzyko wystąpienia schorzeń kręgosłupa.

Oprócz błonnika, produkty pełnoziarniste są również bogate w witaminy z grupy B, które wspierają prawidłowe funkcjonowanie nerwów. Kręgosłup ma wiele nerwów, które przekazują sygnały do i z mózgu, umożliwiając ruch i czucie w całym ciele.

Badania naukowe[51] wykazały, że witaminy z grupy B wspomagają zdrowie nerwów, zapewniając ich prawidłowe

---

[50] https://www.ncbi.nlm.nih.gov/pmc/articles/PMC6221555/
[51] https://www.ncbi.nlm.nih.gov/pmc/articles/PMC8294980/

funkcjonowanie i redukując ryzyko wystąpienia schorzeń kręgosłupa związanych z nerwami, takich jak rwa kulszowa.

Włączenie do diety produktów pełnoziarnistych, np. chleba pełnoziarnistego, komosy ryżowej i brązowego ryżu, może dostarczyć organizmowi niezbędnych składników odżywczych potrzebnych do utrzymania zdrowego kręgosłupa i zminimalizowania ryzyka wystąpienia jego schorzeń.

Chude białko

Włączenie do diety chudego białka może przynieść znaczne korzyści dla zdrowia kręgosłupa.

Chude źródła białka, takie jak kurczak, chuda wołowina i indyk, są niezbędne do budowy i regeneracji tkanek w organizmie, w tym mięśni podtrzymujących kręgosłup. Mięśnie odgrywają kluczową rolę w podtrzymywaniu kręgosłupa i utrzymaniu prawidłowej postawy.

Badania[52] pokazują, że spożywanie odpowiedniej ilości chudego białka może pomóc w zapewnieniu siły mięśni i ich zdolności do efektywnego podtrzymywania kręgosłupa.

Ponadto białko jest niezbędne dla prawidłowego wzrostu i utrzymania kości. Odpowiednie spożycie białka może pomóc

---

[52] https://www.ncbi.nlm.nih.gov/pmc/articles/PMC4180248/

w utrzymaniu gęstości kości i zminimalizować ryzyko wystąpienia schorzeń takich jak osteoporoza, osłabienie kręgosłupa i zwiększone ryzyko złamań.

Oprócz właściwości budujących mięśnie i wzmacniających kości, chude źródła białka są bogate w niezbędne witaminy i minerały. Kurczak, indyk i chuda wołowina to doskonałe źródła niezbędnych witamin z grupy B, które wspomagają funkcjonowanie nerwów, oraz żelaza, które wspomaga transport tlenu do tkanek w całym organizmie, w tym do kręgosłupa. Produkty te są również bogate w cynk, który odgrywa rolę w budowaniu i utrzymaniu kości.

Włączenie do diety chudych źródeł białka może dostarczyć organizmowi niezbędnych składników odżywczych, potrzebnych do utrzymania zdrowia kręgosłupa i ogólnego stanu zdrowia.

Owoce cytrusowe

Cytrusy to doskonały dodatek do każdej diety, szczególnie dla osób dbających o zdrowie kręgosłupa. Te owoce, takie jak cytryny, pomarańcze i grejpfruty, są bogate w witaminę C, niezbędny składnik odżywczy, który...badania[53] Wykazano, że witamina C jest ważna dla produkcji kolagenu. Kolagen to białko budujące chrząstkę kręgosłupa i inne stawy, a

---

[53] https://www.hsph.harvard.edu/nutritionsource/witamina-c/

niedobór witaminy C może prowadzić do osłabienia chrząstki i nasilenia bólu kręgosłupa.

Badania[54] wykazują również, że witamina C odgrywa kluczową rolę w formowaniu, utrzymaniu i naprawie tkanki łącznej w całym organizmie, w tym chrząstki kręgosłupa.

Bez odpowiedniej ilości witaminy C organizm może nie być w stanie wytworzyć wystarczającej ilości kolagenu, aby utrzymać chrząstkę w zdrowiu i sile. Może to prowadzić do schorzeń takich jak choroba zwyrodnieniowa stawów, choroba zwyrodnieniowa stawów, która może powodować ból i sztywność kręgosłupa i innych stawów.

Włączenie owoców cytrusowych do diety zapewni organizmowi odpowiednią ilość witaminy C, niezbędnej do utrzymania zdrowych chrząstek, a także zminimalizuje ryzyko wystąpienia bólu kręgosłupa i jego zwyrodnień.

Badania wykazały, że witamina C nie tylko wspomaga produkcję kolagenu, ale także jest silnym przeciwutleniaczem, który pomaga chronić organizm przed uszkodzeniami wywoływanymi przez wolne rodniki. Badanie[55] pokazuje, że wolne rodniki mogą przyczyniać się do stanów zapalnych i stresu oksydacyjnego, które mogą

---

[54] https://www.ncbi.nlm.nih.gov/pmc/articles/PMC4833003/
[55] https://www.ncbi.nlm.nih.gov/pmc/articles/PMC9315394/

uszkodzić rdzeń kręgowy i zwiększyć ryzyko wystąpienia schorzeń kręgosłupa, takich jak przepuklina dyskowa.

Regularne spożywanie owoców cytrusowych może pomóc w utrzymaniu wolnych rodników na dystans i ochronie kręgosłupa przed uszkodzeniami. Dlatego dodanie owoców cytrusowych do diety może wspierać zdrowie kręgosłupa i poprawić ogólny stan zdrowia i samopoczucie.

Warzywa czerwone i pomarańczowe

Karotenoidy to pigmenty występujące w czerwonych i pomarańczowych warzywach, znane ze swoich właściwości przeciwzapalnych. Oprócz ochrony kręgosłupa przed uszkodzeniami wywoływanymi przez wolne rodniki, badania[56] pokazują, że karotenoidy mogą również pomóc w zmniejszeniu stanu zapalnego w organizmie.

Przewlekły stan zapalny może uszkodzić kręgosłup i przyczynić się do wystąpienia takich schorzeń jak osteoporoza czy zwężenie kanału kręgowego, dlatego włączenie do diety czerwonych i pomarańczowych warzyw może być świetnym sposobem na wsparcie zdrowia kręgosłupa.

---

[56] https://www.ncbi.nlm.nih.gov/pmc/articles/PMC8531419/

Ponadto warzywa te są bogate w witaminę A, która jest ważna dla zachowania zdrowego wzroku, skóry i prawidłowego funkcjonowania układu odpornościowego.

Włączenie czerwonych i pomarańczowych warzyw do posiłków może być proste i pyszne. Dodanie pokrojonej papryki do sałatek lub dań stir-fry, pieczenie batatów jako dodatku lub przekąszanie mini marchewek z hummusem to proste sposoby na zwiększenie spożycia tych bogatych w składniki odżywcze produktów.

Włączając te kolorowe warzywa do swojej diety, możesz dostarczyć swojemu organizmowi przeciwutleniaczy i składników odżywczych, których potrzebuje do utrzymania zdrowego kręgosłupa i ogólnego dobrego samopoczucia.

Fasola i rośliny strączkowe

Fasola i rośliny strączkowe są świetnym uzupełnieniem każdej diety, ponieważ są bogate w składniki odżywcze i mają liczne korzyści zdrowotne. Badania[57] pokazują, że fasola i rośliny strączkowe są szczególnie korzystne dla zdrowia kręgosłupa ze względu na wysoką zawartość błonnika, który może pomóc regulować wypróżnienia i zmniejszać stany zapalne w organizmie.

---

[57] https://www.ncbi.nlm.nih.gov/pmc/articles/PMC7915747/

Stany zapalne są główną przyczyną chorób kręgosłupa, takich jak osteoporoza czy choroba zwyrodnieniowa krążków międzykręgowych. Dlatego włączenie do diety fasoli i roślin strączkowych może pomóc zmniejszyć ryzyko wystąpienia tych schorzeń.

Ponadto, [badanie][58] dowodzi, że fasola i rośliny strączkowe są doskonałym źródłem białka roślinnego, które jest niezbędne do budowy i naprawy tkanek w organizmie, w tym mięśni podtrzymujących kręgosłup.

Są również bogate w minerały, takie jak magnez i potas, które są ważne dla prawidłowego funkcjonowania nerwów i mięśni. Magnez jest szczególnie ważny dla regulacji skurczów mięśni, w tym mięśni podtrzymujących kręgosłup. Niedobór magnezu może prowadzić do skurczów mięśni, które mogą nasilać ból kręgosłupa.

Dlatego włączenie fasoli i roślin strączkowych do diety może pomóc w utrzymaniu prawidłowego funkcjonowania nerwów i mięśni, co ostatecznie przyczyni się do poprawy zdrowia kręgosłupa.

---

[58] https://www.ncbi.nlm.nih.gov/pmc/articles/PMC7915747/

Jajka

Jaja są doskonałym źródłem pożywienia dla zdrowia kręgosłupa ze względu na wysoką zawartość witaminy D.

[Badanie](59) pokazuje, że witamina D jest ważna dla wchłaniania wapnia, a wapń jest niezbędny do rozwoju i utrzymania mocnych kości, w tym kości kręgosłupa.

[Dowody naukowe powiązały](60) Niedobór witaminy D zwiększa ryzyko złamań kości, osłabienia kręgosłupa, osteoporozy i innych chorób kości. Chociaż jaja nie są jedynym źródłem witaminy D, stanowią wygodną i niedrogą opcję utrzymania odpowiedniego poziomu tego niezbędnego składnika odżywczego.

---

[59] https://www.ncbi.nlm.nih.gov/pmc/articles/PMC2621390/
[60] https://www.ncbi.nlm.nih.gov/pmc/articles/PMC3591184/

Oprócz witaminy D, jaja są również bogate w białko, które jest ważne dla wzrostu i regeneracji mięśni. Mięśnie otaczające kręgosłup wspierają i stabilizują go; utrzymanie ich siły jest kluczowe dla zdrowia kręgosłupa.

Spożywanie odpowiedniej ilości białka ze źródeł takich jak jaja może wspomagać wzrost i regenerację mięśni, szczególnie w połączeniu z regularnymi ćwiczeniami. Jedzenie jaj na śniadanie lub włączanie ich do posiłków w ciągu dnia wspiera zdrowie kręgosłupa, dostarczać ważnych składników odżywczych, takich jak witamina D i białko.

Włączając wszystkie te produkty do swojej diety, będziesz się zdrowo odżywiać, niczym małe dziecko, co znacznie wpłynie na zdrowie Twojego kręgosłupa.

Teraz odejdźmy od diet i przyjrzyjmy się, jak można poprawić zdrowie kręgosłupa poprzez ćwiczenia.

Rozdział 4: Właściwe ćwiczenia dla zdrowego kręgosłupa

Czy zdarza Ci się całkowicie unikać ćwiczeń z powodu nadmiernego obciążenia kręgosłupa? Dobra wiadomość jest taka, że istnieje rozwiązanie!

W tym rozdziale omówimy korzyści wynikające z włączenia do codziennej rutyny odpowiedniego rodzaju ćwiczeń, które wpłyną na zdrowie kręgosłupa.

Skupimy się konkretnie na tym, dlaczego chodzenie jest lepszą opcją niż bieganie i dlaczego korzystanie z bieżni jest lepsze niż spacerowanie na świeżym powietrzu, zwłaszcza jeśli cierpisz na urazy kręgosłupa lub odczuwasz ból.

Pod koniec tego rozdziału będziesz wiedział, jak dokonywać właściwych wyborów ćwiczeń, aby cieszyć się zdrowszym kręgosłupem i nie odczuwać bólu.

Dlaczego chodzenie jest lepsze dla kręgosłupa niż bieganie?

Chodzenie jest lepsze dla kręgosłupa niż bieganie, ponieważ:

Mniejsze obciążenie kręgosłupa

Bieganie powoduje znacznie większe obciążenie kręgosłupa niż chodzenie, ponieważ w tym pierwszym stopa uderza o podłoże z siłą równą 2-3-krotności masy ciała. To powtarzające się uderzenie może powodować mikrourazy krążków międzykręgowych, prowadzące do zwyrodnień i bólu.

Z kolei chodzenie ma mniejszy wpływ na kręgosłup, zmniejszając ryzyko urazów i uszkodzeń dysków.

Zmniejszone ryzyko kompresji kręgosłupa

Podczas biegania kręgosłup jest poddawany działaniu sił kompresyjnych, które mogą prowadzić do ucisku krążka międzykręgowego i podrażnienia nerwów. Z kolei chodzenie rozkłada obciążenie równomiernie na kręgosłup, zmniejszając ryzyko ucisku i podrażnienia nerwów.

Mniejsze napięcie mięśni

Bieganie może powodować napięcie mięśni szyi, ramion i pleców, co może przyczyniać się do bólu kręgosłupa.

Z drugiej strony, spacery pomagają rozluźnić napięcie mięśni i sprzyjają relaksacji, co korzystnie wpływa na zdrowie kręgosłupa.

Niższe ryzyko kontuzji

Bieganie zwiększa ryzyko urazów kręgosłupa i innych części ciała, szczególnie jeśli jest wykonywane w nadmiarze lub z nieprawidłową techniką. Z drugiej strony, chodzenie to ćwiczenie o niskim wpływie na stawy i mniejszym ryzyku urazów, co czyni je bezpieczniejszą opcją dla zdrowia kręgosłupa.

Zrównoważony program ćwiczeń

W przeciwieństwie do biegania, chodzenie to zrównoważony plan ćwiczeń, który można kontynuować przez dłuższy czas i wykonywać niezależnie od wieku i poziomu sprawności. To proste i dostępne ćwiczenie, które łatwo włączyć do codziennej rutyny, sprzyjające regularności i długofalowym korzyściom dla zdrowia kręgosłupa.

Chodzenie to bezpieczniejsza i bardziej zrównoważona forma aktywności fizycznej, która sprzyja zdrowiu i wzmocnieniu kręgosłupa, zwłaszcza jeśli w przeszłości występowały u Ciebie urazy kręgosłupa lub bóle. Jaki rodzaj chodzenia powinieneś jednak uprawiać?

[Badania](#)[61] wykazują, że chodzenie na bieżni jest skuteczniejsze w rehabilitacji kręgosłupa niż chodzenie na świeżym powietrzu.

Dowiedzmy się dlaczego.

Dlaczego chodzenie na bieżni jest lepsze dla zdrowia kręgosłupa niż chodzenie na świeżym powietrzu?

Oto kilka powodów, dla których lepiej jest ćwiczyć na bieżni niż na świeżym powietrzu, jeśli chcesz wzmocnić lub zrehabilitować kręgosłup:

Kontrolowane środowisko

Kontrolowane środowisko bieżni jest szczególnie korzystne w rehabilitacji i wzmacnianiu kręgosłupa, ponieważ umożliwia dostosowanie ustawień do indywidualnych potrzeb i celów.

Dzięki bieżni możesz modyfikować nachylenie, prędkość i czas trwania treningu, aby zapobiec przeciążeniu kręgosłupa. Bieżnia pozwala stopniowo zwiększać intensywność i czas trwania treningu bez ryzyka dalszych kontuzji lub powikłań.

Możesz zacząć od wolnego tempa i płaskiego nachylenia, a następnie stopniowo zwiększać oba te parametry, w miarę jak

---

[61] https://www.ncbi.nlm.nih.gov/pmc/articles/PMC4478607/

kręgosłup będzie się wzmacniał i stawał bardziej wytrzymały. To stopniowe podejście do rehabilitacji jest kluczowe dla budowania wytrzymałości i zapobiegania nawrotom kontuzji.

Ponadto kontrolowane środowisko bieżni może okazać się przydatne, jeśli masz ograniczony dostęp do bezpiecznych miejsc do spacerów na świeżym powietrzu lub mieszkasz na obszarze, na którym panują ekstremalne warunki pogodowe.

Spacerowanie na świeżym powietrzu może być trudne, a nawet niebezpieczne w pewnych warunkach pogodowych, takich jak ekstremalne upały lub zimno, ulewny deszcz czy śnieg. Bieżnia stanowi bezpieczną i wygodną alternatywę dla spacerów na świeżym powietrzu, pozwalając na kontynuowanie rehabilitacji kręgosłupa i ćwiczeń wzmacniających niezależnie od pogody.

Jednolita powierzchnia

Jednolita nawierzchnia bieżni stanowi znaczącą zaletę w porównaniu do chodzenia na świeżym powietrzu, zwłaszcza jeśli chodzi o rehabilitację i wzmacnianie kręgosłupa.

Jednolita nawierzchnia bieżni oznacza, że podłoże pod stopami się nie zmienia, zapewniając stabilną i bezpieczną podstawę do chodzenia. Stabilność ta jest szczególnie ważna dla osób z problemami z równowagą lub osób dochodzących do siebie po urazie kręgosłupa, ponieważ wszelkie nagłe ruchy lub wstrząsy mogą prowadzić do dalszych uszkodzeń kręgosłupa.

Z kolei spacery na świeżym powietrzu stwarzają szereg zagrożeń dla osób z urazami kręgosłupa lub problemami z równowagą. Nierówne nawierzchnie, takie jak kamieniste ścieżki czy nierówne chodniki, mogą zwiększać ryzyko upadków lub skręceń kostek.

Co więcej, nawierzchnie zewnętrzne nie zawsze są przewidywalne i podatne na różne czynniki, takie jak zmiany pogody. Na przykład, niegdyś sucha nawierzchnia może stać się śliska podczas deszczu, zwiększając ryzyko upadków.

Z kolei równomierna nawierzchnia bieżni zmniejsza ryzyko potknięcia, poślizgnięcia się lub upadku, zapewniając bezpieczną i stabilną platformę do chodzenia. Dzięki temu osoby z urazami kręgosłupa lub problemami z równowagą mogą skupić się na rehabilitacji i ćwiczeniach wzmacniających, nie obawiając się dalszych urazów.

Ponadto równomierna powierzchnia bieżni zapewnia bardziej kontrolowane środowisko do chodzenia, co może być istotne dla osób poddawanych rehabilitacji kręgosłupa lub wzmacnianiu jego mięśni.

Powierzchnia bieżni została zaprojektowana tak, aby amortyzować wstrząsy, redukując obciążenie stawów i kręgosłupa, co jest ważne dla osób rekonwalescencji po urazach kręgosłupa lub innych schorzeniach. Zmniejsza to ryzyko pogorszenia istniejących urazów lub wystąpienia nowych, a także zapewnia bezpieczne wzmocnienie kręgosłupa.

Lepsza postawa

Postawa jest ważnym aspektem rehabilitacji i wzmacniania kręgosłupa. Prawidłowa postawa zmniejsza ryzyko dalszych urazów i pomaga złagodzić ból i dyskomfort związany z chorobami kręgosłupa.

Chodzenie na bieżni może pomóc w poprawie postawy, ponieważ zapewnia stabilne i wygodne środowisko do chodzenia.

W przeciwieństwie do spacerów na świeżym powietrzu, podczas których trzeba pokonywać nierówne powierzchnie i przeszkody, bieżnia zapewnia gładką i stabilną powierzchnię, dzięki czemu możesz skupić się na prawidłowej postawie i formie.

Ponadto bieżnia posiada zabezpieczenia, takie jak poręcze, które zapewniają dodatkowe wsparcie i pomagają utrzymać prawidłową postawę podczas chodzenia. Poręcze pomagają również zachować równowagę i minimalizują ryzyko upadków, co jest szczególnie ważne dla osób wracających do zdrowia po urazach kręgosłupa.

Co więcej, regulowane nachylenie i prędkość bieżni mogą również pomóc w poprawie postawy. Chodzenie po pochyłości angażuje różne mięśnie pleców i tułowia, sprzyjając lepszej postawie i stabilności.

Dodatkowo funkcja regulacji prędkości pozwala na chodzenie w komfortowym tempie i zachowanie prawidłowej formy, bez narażania bezpieczeństwa.

Z kolei spacery na świeżym powietrzu mogą być trudniejsze, zwłaszcza jeśli chodzi o zachowanie prawidłowej postawy. Nierówne nawierzchnie i przeszkody mogą powodować przenoszenie ciężaru ciała i zmianę postawy, zwiększając ryzyko dalszych kontuzji.

Co więcej, nie ma żadnych zabezpieczeń pomagających w utrzymaniu prawidłowej postawy ciała i nie zawsze masz dostęp do stabilnej powierzchni, po której możesz chodzić.

Stała prędkość

Utrzymywanie stałej prędkości jest kluczowe dla rehabilitacji i wzmocnienia kręgosłupa, a bieżnia ma tę przewagę nad chodzeniem na świeżym powietrzu.

Bieżnia pozwala ustawić określoną prędkość, zapewniając stałe tempo przez cały trening. Jest to szczególnie ważne, jeśli wracasz do zdrowia po operacji lub urazie kręgosłupa, ponieważ pozwala stopniowo zwiększać poziom aktywności i budować wytrzymałość bez ryzyka dalszych uszkodzeń kręgosłupa.

Co więcej, stała prędkość może być również korzystna dla budowania wytrzymałości. Stopniowo zwiększając prędkość bieżni, możesz rzucić wyzwanie swojemu ciału i budować wytrzymałość, zachowując jednocześnie prawidłową technikę i zmniejszając ryzyko kontuzji.

Z drugiej strony, spacery na świeżym powietrzu bywają nieprzewidywalne, a utrzymanie stałej prędkości może być trudne. Czynniki takie jak ukształtowanie terenu, warunki pogodowe i natężenie ruchu mogą wpływać na prędkość, utrudniając utrzymanie stałego tempa.

Ta nieprzewidywalność może okazać się wadą w rehabilitacji i wzmacnianiu kręgosłupa, ponieważ stopniowe zwiększanie poziomu aktywności przy jednoczesnym zachowaniu prawidłowej formy i ograniczeniu ryzyka dalszych urazów może okazać się trudne.

Dodatkowo, stała prędkość bieżni może pomóc w monitorowaniu postępów. Śledząc prędkość i pokonany dystans, możesz łatwo monitorować swoje postępy i dostosowywać plan treningowy w razie potrzeby. Może to być szczególnie korzystne dla osób rekonwalescencji po operacji kręgosłupa lub urazie, ponieważ pozwala śledzić postępy i dostosowywać plan treningowy w miarę odzyskiwania siły i wytrzymałości.

Bądź niezależny od pogody

Chodzenie na bieżni ma tę istotną zaletę, że jest niezależne od warunków atmosferycznych, co czyni je idealną opcją rehabilitacji i wzmacniania kręgosłupa. Jest to szczególnie ważne dla osób mieszkających w regionach o ekstremalnych warunkach pogodowych, które mogą sprawiać, że spacery na świeżym powietrzu są niebezpieczne lub trudne.

Warunki pogodowe, takie jak ekstremalne upały, zimno, deszcz lub śnieg, mogą sprawić, że spacery na świeżym powietrzu będą niewygodne, niebezpieczne, a nawet niemożliwe. Mogą one negatywnie wpływać na organizm, utrudniając utrzymanie prawidłowej formy i zmniejszając efektywność treningu. Ponadto, u osób rekonwalescencji po operacji lub urazie kręgosłupa, narażenie na ekstremalne warunki pogodowe może negatywnie wpłynąć na proces rekonwalescencji.

Bieżnia natomiast zapewnia komfortowe i bezpieczne środowisko do chodzenia, niezależnie od warunków atmosferycznych. Możesz ustawić prędkość i nachylenie, aby stworzyć idealne warunki do treningu. Możesz również kontrolować temperaturę i wilgotność, aby zapewnić sobie komfortowy trening. Pozwala to zachować prawidłową postawę i zminimalizować ryzyko dalszych kontuzji, zapewniając jednocześnie bezpieczny i efektywny trening.

Bezpieczne i wygodne

Marsz na bieżni to bezpieczna i wygodna forma ćwiczeń, którą możesz wykonywać o każdej porze dnia, w zaciszu własnego domu lub siłowni. Jest to korzystne, jeśli masz napięty grafik lub czujesz się niekomfortowo, spacerując samotnie na świeżym powietrzu.

Ogólnie rzecz biorąc, chodzenie na bieżni to bezpieczna, skuteczna i wygodna forma ćwiczeń wzmacniających i rehabilitujących kręgosłup. Kontrolowane środowisko, równomierna nawierzchnia i mniejsze obciążenie kręgosłupa sprawiają, że jest to lepsza opcja niż chodzenie na świeżym powietrzu dla osób z urazami lub schorzeniami kręgosłupa.

Prawidłowe ustawienia bieżni

Korzystając z bieżni w celu poprawy zdrowia i wzmocnienia kręgosłupa, należy wziąć pod uwagę ustawienia, które zoptymalizują trening i zminimalizują ryzyko naciągnięcia lub urazu kręgosłupa.

Oto kilka kluczowych czynników, o których należy pamiętać:

Pochylić

Wykorzystanie funkcji nachylenia bieżni pomaga zaangażować mięśnie korpusu i zapewnić prawidłowe ustawienie kręgosłupa.

Niewielkie nachylenie, ok. 1-2%, naśladuje naturalny ruch towarzyszący chodzeniu lub biegowi pod górę i sprzyja przyjęciu bardziej wyprostowanej postawy, co zmniejsza obciążenie kręgosłupa.

Prędkość

Dostosuj prędkość bieżni do swojego poziomu sprawności i komfortu. Stopniowo zwiększaj prędkość, aby rzucić sobie wyzwanie, ale zawsze stawiaj na pierwszym miejscu bezpieczeństwo i słuchaj swojego ciała. Utrzymywanie kontrolowanego i umiarkowanego tempa pozwala na zachowanie prawidłowej postawy i zmniejsza ryzyko nadmiernego obciążenia kręgosłupa.

Czas trwania i intensywność

Zacznij od krótszych sesji treningowych na bieżni i stopniowo je wydłużaj, w miarę poprawy kondycji. Unikaj przemęczania się i słuchaj sygnałów swojego ciała. Zrównoważenie intensywności treningu z odpowiednimi przerwami na odpoczynek pozwala kręgosłupowi na regenerację i adaptację do obciążeń fizycznych.

Pamiętaj, że zawsze warto skonsultować się ze specjalistą opieki zdrowotnej lub certyfikowanym trenerem fitness, aby ustalić najlepsze ustawienia i plan ćwiczeń odpowiadające Twoim potrzebom i celom.

Zwracając uwagę na te czynniki i wykorzystując odpowiednie ustawienia, możesz udoskonalić swoje treningi na bieżni, aby zapewnić lepsze zdrowie i siłę kręgosłupa.

W jaki sposób chodzenie poprawia zdrowie kręgosłupa?

Wiedząc już, dlaczego chodzenie na bieżni jest lepsze od chodzenia na świeżym powietrzu, przyjrzyjmy się, w jaki sposób chodzenie pomaga poprawić zdrowie kręgosłupa:

Zachęca do prawidłowego ustawienia kręgosłupa

Chodzenie pomaga w utrzymaniu prawidłowego ułożenia kręgosłupa poprzez zmniejszenie nacisku na kręgosłup. Może to być szczególnie korzystne dla osób cierpiących na przewlekły ból pleców.

[Studia][62] wykazały, że chodzenie na bieżni może znacząco zmniejszyć siłę ucisku na kręgosłup w porównaniu z innymi formami ćwiczeń, co sprawia, że jest to świetna opcja dla osób chcących poprawić zdrowie swojego kręgosłupa.

Zwiększa elastyczność kręgosłupa

Chodzenie na bieżni może również zwiększyć elastyczność kręgosłupa, poprawiając jego ogólny stan zdrowia. Chodzenie na bieżni pomaga rozciągnąć i rozluźnić mięśnie i więzadła otaczające kręgosłup, zmniejszając sztywność i poprawiając mobilność.

Dodatkowo, [badanie][63] opublikowane w czasopiśmie Journal of Exercise Rehabilitation wykazały, że chodzenie na bieżni może znacząco zwiększyć elastyczność kręgosłupa u osób starszych.

---

[62] https://www.ncbi.nlm.nih.gov/pmc/articles/PMC4934575/
[63] https://www.ncbi.nlm.nih.gov/pmc/articles/PMC4934575/

Poprawia postawę

Chodzenie na bieżni może pomóc poprawić postawę poprzez wzmocnienie mięśni podtrzymujących kręgosłup. Może to być szczególnie korzystne dla osób spędzających długie godziny w pozycji siedzącej przy biurku lub przed komputerem.

Studia[64] wykazały, że regularne chodzenie na bieżni może poprawić postawę ciała i zminimalizować ryzyko wystąpienia problemów z kręgosłupem, takich jak kifoza czy skolioza.

Buduje siłę "rdzenia"

Chodzenie na bieżni to doskonały sposób na wzmocnienie mięśni głębokich brzucha, co jest niezbędne dla utrzymania zdrowego kręgosłupa. Chodzenie na bieżni angażuje mięśnie głębokie, w tym mięśnie brzucha, mięśnie skośne brzucha i mięśnie pomocnicze, które wspierają kręgosłup i minimalizują ryzyko kontuzji.

Dodatkowo, badanie[65] opublikowane w czasopiśmie Journal of Physical Therapy Science wykazały, że chodzenie na bieżni pochyłej może znacząco zwiększyć aktywację mięśni głębokich brzucha, co czyni ją świetną opcją dla osób chcących wzmocnić mięśnie głębokie brzucha.

---

[64] https://www.ncbi.nlm.nih.gov/pmc/articles/PMC5873977/
[65] https://pubmed.ncbi.nlm.nih.gov/28532873/

Zwiększa gęstość kości

Chodzenie może również pomóc zwiększyć gęstość kości, co jest niezbędne do utrzymania zdrowego kręgosłupa.

[Studia](#)[66] wykazały, że treningi z obciążeniem, takie jak chodzenie na bieżni, mogą zwiększyć gęstość kości i zminimalizować ryzyko rozwoju osteoporozy. Regularne chodzenie na bieżni może również wzmocnić mięśnie i więzadła otaczające kręgosłup, zmniejszając ryzyko kontuzji.

Poprawia ogólną sprawność fizyczną

Chodzenie jest również świetnym sposobem na poprawę ogólnej sprawności fizycznej, co może mieć pozytywny wpływ na zdrowie kręgosłupa.

Regularne ćwiczenia mogą pomóc zmniejszyć stan zapalny, poprawić krążenie i zminimalizować ryzyko rozwoju przewlekłych schorzeń, takich jak cukrzyca, choroby serca i otyłość. Poprzez poprawę ogólnej sprawności, chodzenie na bieżni może wspierać zdrowie kręgosłupa i zminimalizować ryzyko wystąpienia problemów z kręgosłupem.

Teraz, gdy już wiesz, jak spacer może poprawić zdrowie kręgosłupa, czas wejść na bieżnię i popracować nad jego zdrowszym i silniejszym kręgosłupem.

---

[66] https://www.ncbi.nlm.nih.gov/pmc/articles/PMC6323511/

Przejdźmy do następnego rozdziału i dowiedzmy się, jak ważny jest odpowiedni odpoczynek i jak wpływa on na zdrowie kręgosłupa.

Rozdział 5: Siła odpoczynku w leczeniu kręgosłupa

Próbując wyleczyć uraz kręgosłupa, większość osób koncentruje się na fizjoterapii, lekach i zabiegach chirurgicznych. Chociaż wszystkie te aspekty leczenia są ważne, odpoczynek jest często pomijanym czynnikiem.

Nie można lekceważyć mocy odpoczynku w kontekście leczenia kręgosłupa. Wręcz przeciwnie, odpowiedni odpoczynek jest niezbędny, ponieważ daje kręgosłupowi czas i przestrzeń potrzebną do pełnej regeneracji.

W tym rozdziale przyjrzymy się licznym korzyściom, jakie odpoczynek daje kręgosłupowi, m.in. temu, jak może przyspieszyć gojenie, zmniejszyć ból i stan zapalny oraz poprawić ogólny stan kręgosłupa.

Więc usiądź wygodnie, zrelaksuj się i odkryj transformacyjną moc odpoczynku w leczeniu kręgosłupa.

Koncepcja anabolizmu i jego związek z odpoczynkiem

Anabolizm to proces budowania cząsteczek w organizmie. Jest przeciwieństwem katabolizmu, czyli procesu rozkładu cząsteczek.

Anabolizm jest ważny dla gojenia, ponieważ pozwala organizmowi tworzyć nową tkankę w celu zastąpienia uszkodzonej lub uszkodzonej tkanki. Kiedy kręgosłup dozna urazu, anabolizm odgrywa kluczową rolę w procesie gojenia, pomagając w naprawie i odbudowie uszkodzonych komórek i tkanek.

W trakcie procesu gojenia organizm będzie produkować nowe białka i komórki, aby zastąpić uszkodzone. Wymaga to dużej ilości energii i zasobów, dlatego odpowiednie odżywianie i odpoczynek są niezbędne dla wsparcia anabolicznego.

Wystarczająca ilość odpoczynku pozwala organizmowi skupić energię na naprawie i odbudowie uszkodzonych tkanek; właściwe odżywianie dostarcza niezbędnych elementów budulcowych (takich jak białka, aminokwasy i witaminy), które umożliwiają anabolizm.

W jaki sposób odpoczynek wspomaga anabolizm?

Aby zrozumieć rolę odpoczynku w leczeniu kręgosłupa, przyjrzyjmy się różnym sposobom, w jakie wspomaga on anabolizm:

Wspomaga syntezę białek

Odpoczynek po urazie kręgosłupa może pobudzić anabolizm poprzez stymulację syntezy białek. Proces ten wspomaga naprawę i odbudowę uszkodzonych tkanek.

Studia[67] wykazały, że odpoczynek po ćwiczeniach wspomaga syntezę białek, aktywując pewne ścieżki sygnałowe, które stymulują wzrost i regenerację mięśni.

Zwiększa poziom hormonu wzrostu

Odpoczynek po urazie kręgosłupa może pobudzić anabolizm poprzez zwiększenie poziomu hormonu wzrostu. Hormon wzrostu to hormon, który stymuluje wzrost i naprawę organizmu.

Studia[68] wykazały, że sen i odpoczynek mogą zwiększyć poziom hormonu wzrostu, co może pomóc w przyspieszeniu gojenia się urazów i rekonwalescencji.

---

[67] https://pubmed.ncbi.nlm.nih.gov/23717209
[68] https://pubmed.ncbi.nlm.nih.gov/11869601/

Obniża poziom hormonu stresu

Odpoczynek po urazie kręgosłupa może również obniżyć poziom hormonu stresu w organizmie, co może pomóc w przyspieszeniu gojenia.

[Badania](69) pokazują, że hormony stresu, takie jak kortyzol, mogą hamować anabolizm i syntezę białek, utrudniając organizmowi naprawę i odbudowę uszkodzonych tkanek. Odpoczynek i redukcja stresu mogą pomóc obniżyć poziom kortyzolu i promować anabolizm.

Wzmacnia funkcje odpornościowe

Odpoczynek po urazie kręgosłupa może również pobudzić anabolizm poprzez wzmocnienie funkcji odpornościowych. Układ odpornościowy odgrywa kluczową rolę w gojeniu się i rekonwalescencji po urazach.

[Badania](70) udowodniono, że odpoczynek może wspomagać funkcjonowanie układu odpornościowego poprzez redukcję stresu i stanów zapalnych w organizmie. To z kolei może sprzyjać anabolizmowi i wspomagać proces gojenia.

---

[69] https://pubmed.ncbi.nlm.nih.gov/15750272/
[70] https://www.ncbi.nlm.nih.gov/pmc/articles/PMC3256323/

Zwiększa przepływ krwi

Odpoczynek po urazie kręgosłupa może również pobudzić anabolizm poprzez zwiększenie przepływu krwi do uszkodzonego obszaru. Krew transportuje składniki odżywcze, tlen i inne niezbędne cząsteczki, które wspomagają gojenie i regenerację.

[Badania](71) odpoczynek może pomóc zwiększyć przepływ krwi do obszaru objętego urazem, co może wspomóc anabolizm i ułatwić gojenie.

Wspomaga naprawę tkanek

Odpoczynek po urazie kręgosłupa może również promować anabolizm poprzez wspomaganie naprawy tkanek.

[Badania naukowe](72) wykazały, że gdy ciało jest w stanie spoczynku, może skupić energię na naprawie i odbudowie uszkodzonych tkanek, co może wspomagać anabolizm i dawać ogromne przyspieszenie procesu gojenia.

Poprawia jakość snu

Odpoczynek poprawia rytm dobowy organizmu, co przekłada się na lepszą jakość snu.

---

[71] https://www.ncbi.nlm.nih.gov/pmc/articles/PMC4376353/
[72] https://www.ncbi.nlm.nih.gov/pmc/articles/PMC3896743/

Sen jest kluczowym elementem anabolizmu, a badania wykazały, że niedobór snu może negatywnie wpływać na syntezę białek mięśniowych, co prowadzi do spowolnienia procesu regeneracji. Odpoczynek i odpowiednia ilość snu mogą pomóc w przyspieszeniu anabolizmu i przyspieszeniu regeneracji.

Zmniejsza stres

Odpoczynek i relaks mogą pomóc obniżyć poziom stresu, a jak wiadomo, stres może negatywnie wpływać na anabolizm. Hormony stresu, takie jak kortyzol, mogą hamować wzrost i regenerację mięśni, spowalniając proces gojenia.

Odpoczynek i stosowanie technik relaksacyjnych, takich jak głębokie oddychanie, medytacja i joga, mogą pomóc obniżyć poziom stresu i wspomóc anabolizm.

Umożliwia wchłanianie składników odżywczych

W czasie odpoczynku układ trawienny jest mniej aktywny, co pozwala na lepsze wchłanianie składników odżywczych.

Odpowiednie spożycie składników odżywczych jest niezbędne dla anabolizmu i gojenia. Odpoczynek po posiłku może pomóc organizmowi w efektywniejszym wchłanianiu składników odżywczych, co może wspomagać procesy gojenia.

Oczywiste jest, że odpoczynek odgrywa ogromną rolę w regeneracji i gojeniu kręgosłupa. Ale jak zapewnić sobie wystarczającą ilość odpoczynku? Sprawdźmy.

Jak zapewnić odpowiedni odpoczynek dla regeneracji kręgosłupa

Oto kilka wskazówek, które pomogą Ci zapewnić sobie wystarczającą ilość odpoczynku, by wspomóc gojenie kręgosłupa:

Priorytetem jest sen

Wystarczająca ilość snu jest niezbędna dla ogólnego zdrowia i dobrego samopoczucia. Jest szczególnie ważna w kontekście gojenia i regeneracji kręgosłupa.

Podczas snu organizm znajduje się w stanie wypoczęcia, co pozwala na naprawę i regenerację komórek. Priorytetem jest sen i dążenie do 7-9 godzin nieprzerwanego snu każdej nocy daje organizmowi czas na naprawę i regenerację tkanek kręgosłupa.

Aby zapewnić sobie dobry sen, postaraj się wypracować sobie stałą rutynę związaną ze snem, unikaj kofeiny i alkoholu przed snem, stwórz sobie relaksujące otoczenie, a także korzystaj z technik relaksacyjnych, takich jak medytacja lub ćwiczenia głębokiego oddychania, które pomogą Ci łatwiej zasnąć.

Ograniczenie ekspozycji na urządzenia elektroniczne i niebieskie światło na kilka godzin przed pójściem spać może również okazać się pomocne, ponieważ ta długość fali światła może zaburzyć naturalny cykl snu i czuwania organizmu, utrudniając zasypianie.

Traktując sen priorytetowo i podejmując działania mające na celu zapewnienie sobie odpowiedniej ilości snu, możesz wspomóc leczenie i regenerację kręgosłupa.

Użyj wygodnego materaca

Sen na wygodnym materacu jest niezbędny dla zapewnienia odpowiedniego odpoczynku oraz wspomagania gojenia i regeneracji kręgosłupa. Wybierając materac, weź pod uwagę swoje preferencje dotyczące snu i stan kręgosłupa.

Twardy materac może być odpowiedni dla osób z historią bólu pleców, ponieważ zapewnia lepsze wsparcie kręgosłupa. Miękki materac może być wygodniejszy dla osób śpiących na boku, ponieważ pomaga odciążyć punkty nacisku.

Ważne jest jednak, aby wybrać materac, który zapewnia równowagę między podparciem a komfortem. Należy również upewnić się, że poduszka zapewnia odpowiednie podparcie szyi i głowy, aby utrzymać prawidłowe ułożenie kręgosłupa podczas snu.

Pamiętaj, że materac dobrej jakości to inwestycja w Twoje zdrowie i dobre samopoczucie, dlatego warto ponieść ten wydatek.

Rób przerwy w ciągu dnia

Wprowadzanie regularnych przerw do codziennej rutyny może okazać się jednym z najskuteczniejszych sposobów wspomagania gojenia i regeneracji kręgosłupa.

Długotrwałe siedzenie lub stanie zwiększa nacisk na kręgosłup, co może powodować dyskomfort, a nawet prowadzić do kontuzji. Ucisk ten może również ograniczać przepływ krwi do kręgosłupa, utrudniając organizmowi dostarczanie składników odżywczych i tlenu niezbędnych do gojenia i regeneracji.

Częste przerwy w ciągu dnia mogą pomóc złagodzić to napięcie i poprawić przepływ krwi do kręgosłupa. Ten zwiększony przepływ krwi może pomóc w dostarczeniu niezbędnych składników odżywczych i tlenu do uszkodzonego obszaru, wspomagając gojenie i regenerację.

Przerwy mogą również pomóc zmniejszyć napięcie i obciążenie mięśni pleców, przyczyniając się do szybszego gojenia.

Istnieje wiele sposobów na włączenie przerw do codziennej rutyny. Na przykład, możesz wybrać się na krótki spacer, porozciągać się lub wykonać lekkie ćwiczenia w czasie przerwy. Jeśli pracujesz przy biurku, spróbuj wstać i poruszać się przez kilka minut co godzinę lub skorzystaj z biurka do pracy na stojąco, aby ograniczyć czas spędzany w pozycji siedzącej. Regularne robienie przerw może być również skutecznym sposobem na obniżenie poziomu stresu, co może pozytywnie wpłynąć na ogólny stan zdrowia i samopoczucie.

Ćwicz prawidłową postawę

Praktykowanie prawidłowej postawy ciała jest kluczowe dla zapewnienia odpowiedniego odpoczynku, który pozwoli kręgosłupowi na regenerację i gojenie. Nieprawidłowa postawa ciała może powodować nadmierny nacisk na kręgosłup, co prowadzi do bólu i dyskomfortu. Dbając o swoją postawę ciała przez cały dzień, możesz zmniejszyć ten nacisk i umożliwić kręgosłupowi regenerację.

Siedząc, upewnij się, że plecy są proste, a stopy płasko na podłodze. Unikaj zakładania nogi na nogę i pochylania się do przodu, ponieważ może to powodować przeciążenie dolnej części pleców.

Stojąc, rozłóż ciężar ciała równomiernie na obie stopy, ramiona ułóż do tyłu, a brodę równolegle do podłoża. Dodatkowo, rozważ inwestycję w ergonomiczne krzesła lub biurka do pracy na stojąco, aby wspierać prawidłową postawę.

Dzięki ćwiczeniom prawidłowa postawa może stać się nawykiem i na dłuższą metę pomóc w utrzymaniu zdrowego kręgosłupa.

Praktykuj techniki redukcji stresu

Wiadomo, że stres ma negatywny wpływ na nasz organizm i może również przyczyniać się do bólu pleców i spowalniać proces gojenia. Kiedy odczuwamy stres, nasz organizm uwalnia hormony stresu, takie jak kortyzol i adrenalina. Hormony te mogą nasilać stany zapalne i napięcie mięśni pleców i szyi, dodatkowo nasilają ból i opóźniają gojenie.

Praktykowanie technik redukcji stresu może być prostym, ale skutecznym sposobem na wspomaganie gojenia i regeneracji kręgosłupa. Głębokie oddychanie, medytacja i uważność to świetne sposoby na redukcję stresu i relaksację.

Na przykład głębokie oddychanie polega na powolnym, głębokim wdechu przez nos i wydechu przez usta. Może to pomóc zwolnić tętno, obniżyć ciśnienie krwi i zmniejszyć napięcie mięśni, co może złagodzić ból pleców.

Podobnie, medytacja i uważność mogą pomóc w redukcji stresu i poprawie samopoczucia psychicznego i emocjonalnego. Możesz zacząć od kilku minut praktyki dziennie, a następnie stopniowo wydłużać czas, w miarę jak będziesz coraz bardziej oswajać się z technikami.

Włączając techniki redukcji stresu do swojej codziennej rutyny, możesz pomóc w zmniejszeniu negatywnego wpływu stresu na kręgosłup oraz wspomóc gojenie i regenerację.

Słuchaj swojego ciała

Słuchanie swojego ciała jest kluczowe dla przyspieszenia gojenia i regeneracji kręgosłupa.

Kiedy ciało jest kontuzjowane, potrzebuje więcej czasu na odpoczynek i regenerację, aby prawidłowo się zagoić. Zbyt intensywne ćwiczenia mogą pogorszyć stan kontuzji lub opóźnić proces gojenia. Zwróć uwagę na ból lub dyskomfort w plecach i odpowiednio dostosuj swoje aktywności lub rutynę.

Na przykład, jeśli odczuwasz dyskomfort po dłuższym siedzeniu, spróbuj zrobić sobie przerwę na rozciąganie lub spacer. Jeśli zauważysz, że jakaś aktywność lub ćwiczenie nasila ból pleców, unikaj ich, dopóki kręgosłup nie będzie miał czasu się zagoić.

Słuchając swojego ciała i podchodząc do codziennych czynności z łagodnością i miłością, możesz pomóc swojemu ciału uzyskać odpoczynek, którego potrzebuje, aby kręgosłup mógł się wyleczyć i zregenerować.

Stosowanie tych wskazówek zapewni Twojemu ciału odpoczynek, którego potrzebuje do wyleczenia i regeneracji, a kręgosłup stanie się zdrowszy i mocniejszy.

Jeśli czujesz, że potrzebujesz więcej informacji o tej metodzie, jest druga część praktyczna, bardziej szczegółowa.

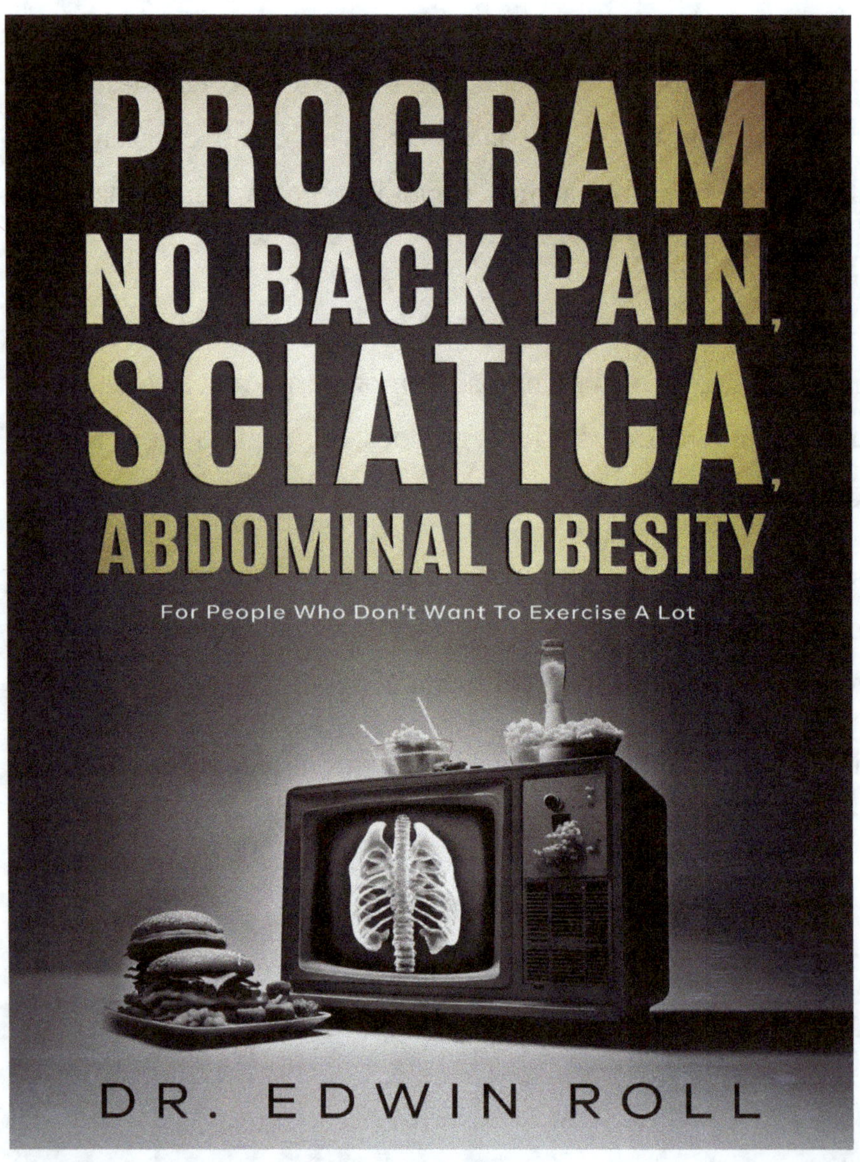

dostępna w wersji on-line na: szkolenia.nabolkregoslupa.pl
lub w wersji papierowej na amazon.pl

Wniosek

Mam nadzieję, że teraz rozumiesz, co jest potrzebne, aby mieć zdrowy i silny kręgosłup. Stosując omówione przez nas wskazówki, zdrową dietę, ćwiczenia, nawodnienie i odpowiedni odpoczynek, będziesz cieszyć się korzyściami płynącymi z posiadania silnego i zdrowego kręgosłupa.

Pamiętaj, aby skonsultować się z Fizjoterapeutą, Osteopatą przed wprowadzeniem jakichkolwiek poważnych zmian w stylu życia, a jeśli masz już inne, ukryte powikłania zdrowotne lub choroby to z lekarzem.